临证经验

辑要

林果森 著

林昱州 整理

四川科学技术出版社

图书在版编目（CIP）数据

临证经验辑要 / 林果森著 . -- 成都：四川科学技
术出版社，2023.10
ISBN 978-7-5727-1177-0

Ⅰ.①临… Ⅱ.①林… Ⅲ.①中医临床—经验—中国
—现代 Ⅳ.① R249.7

中国国家版本馆 CIP 数据核字 (2023) 第 204921 号

LINZHENG JINGYAN JIYAO

临证经验辑要

林果森 著　　林昱州 整理

出 品 人	程佳月
责任编辑	吴晓琳
助理编辑	王天芳
责任出版	欧晓春
出版发行	四川科学技术出版社
地　　址	四川省成都市锦江区三色路238号新华之星A座
	传真 028-86361756　邮政编码 610023
	官方微博 http://weibo.com/sckjcbs
	官方微信公众号 sckjcbs
	传真 028-86361756
成品尺寸	170mm×240mm
印　　张	14.75　字数 250 千　插页 4
印　　刷	成都市金雅迪彩色印刷有限公司
版　　次	2023年10月第 1 版
印　　次	2023年11月第 1 次印刷
定　　价	75.00元

ISBN 978-7-5727-1177—0

邮　　购：成都市锦江区三色路238号新华之星A座25层　邮政编码：610023
电　　话：028-86361770

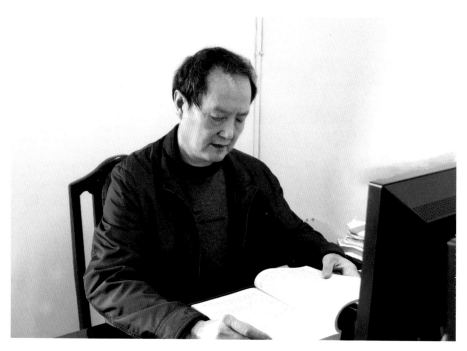

林果森在研读

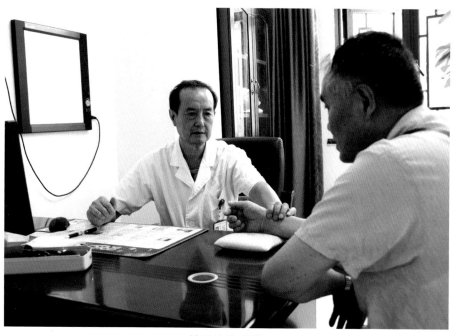

林果森在门诊

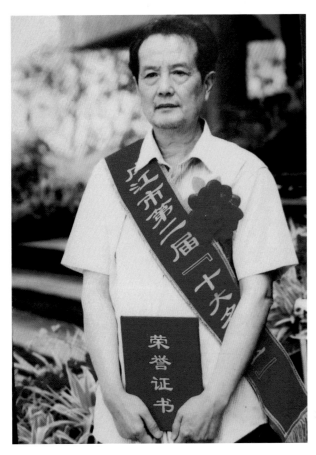

内江市人民政府授予
林果森内江市第二届
"十大名中医"称号

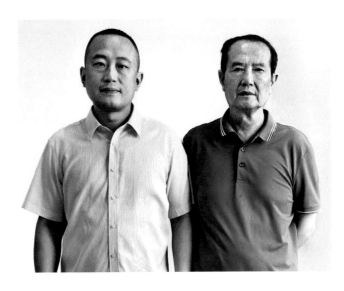

林昱州（左）
林果森（右）

林果森，男，1953年出生，四川省资中县人，中共党员。

1973年就读于内江卫生学校（2003年，内江卫生学校和内江中医学校合并，更名为内江医科学校）中医班，1975年毕业，取得中专学历。毕业后工作于资中县龙江区卫生院（现龙江镇卫生院），从事中医内科临床工作，由于工作认真，临床疗效好，在当地群众中有较好的口碑，每日门诊数为几十至百余人。

1981年于内江中医学校"中医基础理论提高班"学习一年。

1983年就读于成都中医学院（现成都中医药大学）中医函授专业，1987年毕业，取得大专学历。

1984年调入资中县中医医院从事中医临床工作，1987年晋升为主治中医师，2001年晋升为副主任中医师，2011年晋升为主任中医师。先后担任资中县中医医院内科主任、急诊科主任、医务科科长等职。

2003年被内江市人民政府评为"内江市名中医"。

2015年被内江市人民政府授予内江市第二届"十大名中医"称号。

先后发表医学论文三十余篇，取得内江市卫生局科技进步三等奖一项，内江市人民政府科技进步三等奖一项。

序 言

中医学的发展史告诉我们，自人类起源之时起，中医学就随着人类的先祖一起，为中华民族的繁衍昌盛做出了重要贡献。可以这么说，在西方医学还未进入中国之前，中医学在漫漫几千年中对于华夏人民的健康护航作用是其他任何医学所不能替代的。

作为一个自然学科，中医学与其他学科发展一样，经历过从低级到高级、从零散到系统的过程，直到现在，它还在不断地完善，前进的步伐从未停止。

我们的祖先是从日常生活与生产中感受到了不同动、植物作用于人体后的不同特性，在长期、反复体验后，逐步理解了它们的异同，这是最初的实践，当这种实践积累到一定的量，才被医者利用其掌握的知识（当时时代背景可以利用的所有知识）加以解释，上升为理论，然后经过历代医者反复运用其理论指导临床，在长期的临床实践中，总结保留其成功的部分，淘汰其错误的部分，又回到实践中加以验证，不断修正与增补，周而复始，终成现在中医学的全貌，有理论、有临床、独立完整的学科体系。

本人从事中医临床工作几十年，对于中医只能说有一些了解，很多重要的中医理论涉及甚浅，临床问题也感悟不深，至多能说是一个中医工作者在临床上对部分中医理论与应用的践行罢了。但我想，对于中医这个实践性极强的学科来说，不就是需要成千上万的人在临床上不断地探索实践，从中找出和肯定其科学性的成分，从而为其发展积累数据，沉淀内涵，为进一步的发展夯实基础的吗？也是基于这个想法，我不揣鄙陋，精选我的一些临床案例，整理一些个人的心得与体会，分享出来，给有志于中医学的人士以参考。只是在临床工作时，所面对患者往往限于时间短暂，在考虑问题、制订治疗方案与处方用药时难免考虑不周，现回过头来看，在处方结构、用药剂量等方面确有值得商榷的地方，但为了忠实于本源，故不加以修饰地再现它，如果于读者有所裨益，则喜出望外矣。

林果森

2023 年 6 月

目　录

医论篇

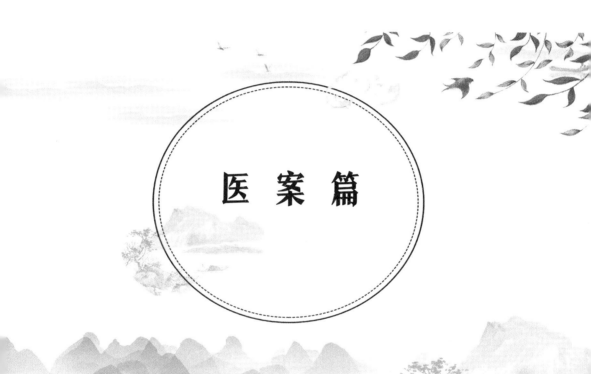

医案篇

咳嗽

咳嗽是临床最常见证候之一，中医学把其作为一个疾病讨论。其主要病机为肺气失宣，肺气上逆。

对于咳嗽的论述，可以追溯到《黄帝内经》，其书《素问·咳论》独立成篇讨论之，并依据咳嗽的不同表现以脏腑为中心分为不同的证型，"五脏六腑皆令人咳，非独肺也"。后隋·巢元方《诸病源候论·咳嗽病诸候》将其分为十咳。现在教科书尊崇明·张景岳《景岳全书》，其将咳嗽分为外感咳嗽和内伤咳嗽两类，可谓执简驭繁，切合临床实际。

外感咳嗽，指感受时令之邪，即风、寒、暑、湿、燥、火。内伤咳嗽源于脏腑功能失调衍生之痰浊、燥热、肝火、阴虚内热等。外感与内伤均可上干于肺，以致肺气失宣或肺失肃降之能，上逆为咳嗽。

一般而言，外感咳嗽病程较短，有明显或不明显的外感病史，体实者、年轻人多见，咳嗽初期痰不易咯出，治疗后痰渐多，后期痰量少，咳嗽减轻，期间可伴有胸闷、胸痛、咽喉痒、流鼻涕及其他外感表现。

内伤咳嗽病程稍长，没有明显的外感病史，或为一次外感后的延续。其中痰湿咳嗽多源于脾虚，脾不运湿，积湿为痰，阻塞气道，肺失肃降，上逆为咳，"脾为生痰之源，肺为储痰之器"。痰热者，责之肺热与肝火或痰蕴日久而热化。阴虚咳嗽多为肺或肾阴虚，虚火干肺，其中又有素体阴亏和因热日久阴伤之不同。因于痰湿者，痰多而色白，其痰可稠可清稀（寒湿者）；因于痰热阻肺之咳嗽，则痰稠黄、量多，初期不易咯出，后期痰多易咯，咳声重浊或伴暗哑、胸痛、痰中带血；因于肺阴不足之咳嗽，多见于反复咳嗽之患者，痰少难咯，咳声短促，口干咽燥，舌红少苔等。

咳嗽的治疗，《景岳全书》曰："总之，咳证虽多，无非肺病，而肺之为病，亦无非此二者而已，但于二者之中，当辨阴阳，当分虚实耳。盖外感之咳，阳邪也，阳邪自外而入，故治宜辛温，邪得温而自散也，内伤之咳，阴病也，阴气受伤于内，故治宜甘平养阴，阴气复而咳自愈也。"其言治疗咳嗽，外邪所致以祛邪为主，内伤咳嗽则当补其所亏为要旨。

案例一

刘某，女，51岁，2017年5月1日初诊。

患者咳嗽近1月，经在院外某诊所输抗生素治疗1周（药名不详）不愈。就诊时咳嗽频频，痰多而稠，胸闷，疾行则稍喘。舌稍红，脉滑数。

辨证：痰热郁肺，肺失肃降。

治法：清肺化痰，止咳平喘。

处方：射干20克，芦根30克，桑白皮30克，麻黄15克，牛蒡子20克，知母20克，栀子20克，鱼腥草30克，桔梗30克，京半夏12克，浙贝母20克，黄芩20克，枳实24克，甘草6克。三剂。

5月4日二诊：

咳嗽已大见好转，偶有稍咳，痰少，舌稍红。其为余热未除，肺阴见伤。原方去栀子、射干，加麦冬20克，沙参30克。三剂而痊愈。

按：此证为外感后，虽经抗生素治疗，但痰热未清，壅遏于肺，肺失肃降之职，肺气上逆，故反复咳嗽，动甚则喘，临床较为常见，西医认为，肺部炎症经抗生素治疗不愈，不宜再用。而患者气道尚未得以清理，所损失之气道黏膜还未修复，咳嗽阈值降低，所以咳嗽不停。处方仿定喘汤加减而成，其中麻黄、射干宣肺以平喘；黄芩、芦根、鱼腥草、知母清肺热，以绝生痰之因；桑白皮、浙贝母、京半夏、桔梗祛痰止咳；枳实行气以利排痰降气。全方清热、化痰、降气平喘。如热重尚可加石膏，喘甚加葶苈子、地龙，口渴加天花粉等。方中所用芦根味甘性寒，归肺经、胃经，有清热生津、除烦、止呕、利尿的功效，主治热病烦渴、胃热呕吐、肺热咳嗽、肺痈吐脓、热淋涩痛等，用于肺热痰多或痰液浓稠者最为适合，如有鲜者，其效更佳，该药清热而不伤胃，生津而不恋邪，其品无毒，如肺热重，可增加用量。二诊时，热清、痰减、咳平而肺阴见伤，故加沙参、麦冬滋养肺阴。

案例二

吴某，女，45岁，2018年1月15日初诊。

患者有3个月左右反反复复咳嗽史，经在院外中西药治疗咳嗽不得愈。就诊时咳嗽，痰白，痰稀而不稠，喉痒，胸微闷，不思饮水。舌质淡，苔白，脉沉滑。

辨证：寒痰停肺，肺气失宣。

治法：温肺，化饮止咳。

处方：法半夏20克，干姜30克，五味子18克，化橘红20克，茯苓20克，细辛9克，苦杏仁20克，厚朴18克，紫菀20克，白术30克，乌梅20克，紫苏子20克，款冬花20克，甘草6克。三剂。

1月18日二诊：

咳嗽大减，自感咽喉部痒，上方去白术，加桔梗20克。三剂。

按： 此证为寒邪犯肺，肺失宣化肃降，水停为饮，上逆为咳。院外以清肺热、糖浆止咳之类并反复使用多种抗生素等，咳嗽、咯痰终未有改善，反增喉痒、胸闷等。痰白而清稀，舌淡，脉沉。辨证分析患者并无内热之象，院外使用抗菌消炎药和苦寒之中成药，与证不相符合，故无效验。方用苓甘五味姜辛汤加味，温肺化痰饮，痰饮消而咳自平，咳嗽日久，虑肺气伤，故方中有五味子、乌梅收敛肺气，亦有制干姜、细辛温燥之意。二诊时咳已缓解，喉痒，故加桔梗以利咽喉。

又：

廖某，女，71岁，2019年12月24日初诊。

患者咳嗽1月，经在外地反复用消炎止咳药效果不佳。就诊时咳嗽痰少，不易咯出，微喘，面色不华。舌淡，苔薄白，脉弦。胸部X线检查：肺纹理增粗。

辨证：寒邪犯寒，肺失宣降。

治法：温肺散寒，化痰止咳。

处方：桂枝18克，五味子12克，苦杏仁20克，茯苓30克，白术30

克，细辛9克，干姜20克，化橘红20克，紫苏子30克，前胡20克，半夏20克，甘草6克。三剂（配方颗粒剂）。龙香平喘胶囊一盒。

12月26日二诊：

服前药后，咳嗽大减，患者感觉良好，上方加党参30克。三剂。后回访，咳嗽已痊愈。

按： 该患者与前例情况相似，只是病程稍短，均系寒邪犯肺，痰饮停留，肺气失宣之咳，医者囿于炎症宜清之说，治疗犯"寒寒"之诫，致使寒邪犯肺，咳不得止。本方用苓桂术甘汤、苓甘五味姜辛汤合方温阳化饮，散肺之寒，辅以化橘红、半夏、紫苏子、前胡等共奏化痰、止咳之功而获效。其中的五味子可敛肺补肾，适用于久咳肺气耗散者。现代药理研究认为五味子有良好的抗应激作用，能增强机体对非特异性刺激的防御能力，增强肾上腺皮质功能，有祛痰止咳的作用，对年老久咳患者可以起到补肾、敛肺气、止咳作用。方中有大队温散之品，故不惧五味子之收敛，两者相反相成。

案例三

林某，女，4岁，2018年5月12日初诊。

患儿咳嗽、流涕、发热10天，经院外输液消炎及西药治疗后，流涕、发热好转，但咳嗽一直不见减轻，反而加剧。就诊时咳声重浊，喉间痰鸣，咳嗽剧时，面红、面部青筋怒张，因不会吐痰，往往自行咽下。舌红，苔薄稍黄。

辨证：风热犯肺，肺气失宣。

治法：疏风清热，宣肺化痰。

处方：黄芩10克，苦杏仁6克，芦根15克，鱼腥草15克，天竺黄10克，浙贝母12克，金银花15克，牡丹皮6克，知母10克，甘草3克。二剂。

5月15日二诊：

上方二剂后，咳嗽大减，喉间未闻及痰声，家属要求巩固疗效。上方去牡丹皮、知母，加麦冬12克。二剂。

按： 小儿为纯阳之体，感冒受邪之后，多从热化，肺寒者鲜见。经西药治疗后，感冒症状消除，往往遗留咳嗽，反复不愈，家长颇为担心，西医见咳嗽难愈，抗生素已不宜再用，推荐来服中药治疗。本方用金银花、鱼腥草、芦根、黄芩疏风清肺热；苦杏仁、天竺黄、浙贝母清肺、止咳、化痰。二剂后咳减，二诊加麦冬滋养肺阴善后。依临床所见，小儿感冒或急性支气管炎、肺炎后期的表现，此类证型最为常见，用上方加减治疗，多易获效。痰多者，可加瓜蒌皮、胆南星，喘者加蜜麻黄，便秘热重者，加少许大黄。方中天竺黄清肺热而化痰浊，尚有清热定惊之功，芦根既可清热又有养阴而不恋邪之效，对于小儿咳嗽尤为适用。

案例四

凌某，女，76岁，2015年10月30日初诊。

患者自诉干咳近1年，8年前曾患乳腺癌（已手术）。此次干咳经多家医院X线、计算机断层扫描（CT）等检查，肺部除见小结节外，未发现特殊异常，住院多次，经输液抗感染（阿奇霉素、氧氟沙星等）无效，中药清热、养阴、止咳等治疗，偶有小效，旋即复发。就诊时干咳，喉头痒而咳嗽，夜间更重，反复咳嗽后可有少许痰被咳出，不断喝水可稍有缓解，面色不华。舌红，少许黄苔。

辨证：风邪袭肺。

治法：疏风利咽。

处方：荆芥12克，薄荷12克，桔梗12克，木蝴蝶15克，牛蒡子12克，紫苏叶20克，杏仁12克，百部20克，射干12克，僵蚕12克，麦冬20克，玄参15克，北沙参20克，甘草10克。水煎服，三剂。

经上方三剂服完，咳嗽大见减轻。二诊续上方三剂，咳嗽基本停止。

按： 肺主气，咽喉为气出入之道，风邪袭肺，咽喉为之不利，故该患者自述喉痒而咳，痰少。经清肺养阴偶有小效，但易复发，实为风邪未除，咽喉不利之证。方中荆芥、薄荷、紫苏叶、僵蚕疏风邪；桔梗、木蝴蝶、射干利咽，麦冬、北沙参、玄参养阴润燥；百部味苦甘性微温，温肺润肺，下气止咳，润肺而不燥，有开泄降气的作用，故能治疗新、久咳嗽。《医学心悟》之"止嗽散"中用百部配合紫菀、白前止咳化痰，通过

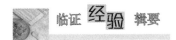

加减用于各种咳嗽之疾，姜春华教授认为该方有"截断止咳"的功效。现代研究认为百部能保护支气管黏膜，降低呼吸中枢兴奋性，有助于抑制咳嗽反射。合而为方而获利咽止咳之效。

此证型有医家称其为"风咳"，临床不多见，咽喉疾患所引起的咳嗽，可参考使用。

案例五

邵某，男，56岁，2017年5月18日初诊。

患者有慢性支气管炎（简称慢支炎），多年病史，反复咳嗽，经治疗后咳嗽可止。1月前出现咳嗽、咯痰等，后经中西药治疗，其他症状消失，但咳嗽不止，痰少难咯，晚间及早上更甚，喝水后可稍微缓解。饮食如常，咳嗽剧时伴有胸痛。就诊时舌质红少苔，脉细数。

辨证：肺阴亏虚，虚火烁肺。

治法：养阴润肺止咳。

处方：北沙参30克，麦冬20克，橘络12克，知母12克，地骨皮30克，蜜紫菀12克，白前胡12克，天花粉15克，川贝母10克，甘草3克。水煎服，三剂。

5月22日二诊：

服完上方三剂后，咳嗽减轻，胸仍感微痛，舌红少苔，余无特殊不适。证为阴伤而络瘀，上方加郁金12克，瓜蒌皮12克。三剂后，诸症消失。

按：燥咳（凉燥、热燥）与肺阴虚咳嗽均可有咳嗽痰少，不易咯出的表现，均有津液之伤。前者为燥邪为患，故病程可短，有外邪之象，多发于秋之节令，诊断不难，治疗须疏风润燥，祛邪为要，杏苏散（凉燥）与清燥救肺汤、桑杏汤（温燥）可用。后者往往发生于久咳之后，肺阴亏虚明显，痰少难咯，舌红少津，日久尚可见肾阴之不足，潮热，盗汗，气不得续等。在慢支炎、肺气肿、肺结核等后期常可见到肺阴虚咳嗽，常选用沙参麦冬汤、麦冬汤等，咳甚者可加入生地黄、川贝母、阿胶、梨汁、蜜制枇杷叶和收敛肺气之乌梅、五味子等品。

喘 证

喘证，是以呼吸困难，甚则张口抬肩，鼻翼扇动，不耐平卧为特征的病证，可同时伴有咳嗽、咯痰等。

喘证与哮证的临床表现有相似之处，两者均见呼吸困难，而不同之处在于哮证为发作性疾病，未发作时可宛如常人，发作时则气喘吁吁，同时伴见喉间痰鸣声。但两者某些病机有相近的地方，比如均与肺、脾、肾相关，两者均是痰饮作祟，而治疗又均分急性期治疗和缓解期治疗，所以可以互相参考。

导致喘证的原因有虚实两端。实责之在肺、肝、脾。虚者有肺气虚、肾气虚或两者兼有。

（1）实喘之作，或因寒邪所袭，内遏肺气，肺气失宣，气机壅阻，上逆为喘；或脾虚失运，痰湿内生，或痰郁化热，阻遏气道，肺气不降，发为喘证；亦有因情志原因，忧思气结，肺气闭阻，或愤怒伤肝，致肺气不得肃降，气逆而喘者。

（2）虚喘者，为病久伤正所致。肺伤则气无所主，肺气涣散，或肺之气阴两虚，肺之司呼吸功能减退。肾主纳气，肾为气之根，肾气虚则不能助肺纳气，气不归元而喘作；肾阳亏虚，则肾不主水，水邪上干，心阳不振而为心肾阳虚，临床可见面浮肢肿，同时伴喘促气短，动则尤甚，心动悸。

案例一

张某，男，90岁，住院患者，2016年5月18日初诊。

患者有慢支炎、肺气肿多年，入院后经用抗生素、祛痰药、平喘药等对症治疗后，仍然气喘，喉间痰鸣，痰呈泡状稍清稀，食欲不佳。舌红苔黄腻，脉不数。到我处治疗前已经服用中药，前医处方为：浙贝母20克，桑白皮18克，半夏15克，杏仁12克，百部15克，瓜蒌皮20克，山楂30克，茯苓18克，枳壳15克，鱼腥草30克，葶苈子18克，沙参30克。共服二剂，服毕后其喘不减，伴大便稀溏。

辨证：脾阳不振，痰饮停肺。

治法：温阳化饮，降逆平喘。

处方：桂枝15克，茯苓20克，白术20克，附子12克，陈皮18克，干姜20克，紫苏子15克，厚朴18克，百部30克，白芍15克。二剂。

二剂后咳嗽大减，喘平，喉间无痰鸣，食欲增加。

按：此证为素有脾阳不足，不能运化水湿，痰饮内停而成宿饮之证，因时邪外感引动内饮，痰饮阻于肺，肺气失宣，难于下降则上逆为喘，气动痰而为喉间鸣响，饮为阴邪，故痰清稀，脾阳不振故食欲不佳。《金匮要略·痰饮咳嗽病脉证并治第十二》曰"……咳逆倚息，短气不得卧，其形如肿，谓之支饮""病痰饮者，当以温药和之"。《景岳全书》言："五脏之病，虽俱能生痰，然无不由乎脾肾。盖脾主湿，湿动则为痰，肾主水，水泛亦为痰。故痰之化无不在脾，痰之本无不在肾。"故本案选苓桂术甘汤加附子、干姜温阳化饮，配紫苏子、厚朴、百部降逆化痰平喘，二剂而喘平。前医因其舌红苔黄腻而困惑，以肺热辨证，故治疗以清热化痰，降逆平喘为法，治疗乏效。细辨之，其舌红苔黄看似热象，但患者不思渴饮，痰呈清稀泡状，其脉不数，为无热之象，食欲不佳为脾虚失运之象，故改痰饮辨证，温药和之，痰饮化而其喘平，治疗之重点不在肺而在脾，温中阳化饮，祛喘之根。在住院患者中，如因反复使用激素①治疗者，其可见病者躁动、舌红、苔黄等假热之象，医者不可不知。

案例二

腾某，男，14岁，学生，2017年9月20日初诊。

患者有多年的哮喘病史，每次发作喘促，痰不易咯出。此次已持续2周以上，经在院外输液、抗感染、祛痰等西医治疗，喘稍平，胸闷，咳嗽

① 如无特殊说明，本书中激素均指糖皮质激素。

痰少，上楼可闻喉间痰鸣，气喘加甚。舌淡红，苔薄黄腻，脉滑数。

辨证：痰热壅肺，肺失宣降。

治法：清热化痰，降逆平喘。

处方：麻黄 10 克，苦杏仁 10 克，射干 10 克，石膏 30 克，葶苈子 20 克，浙贝母 20 克，半夏 12 克，天竺黄 12 克，地龙 10 克，瓜蒌皮 10 克，黄芩 10 克，甘草 3 克。三剂（配方颗粒剂）。

9 月 25 日二诊：

喘平，喉间痰鸣消失，稍咳嗽。舌淡红，苔薄黄。续方：黄芩 20 克，苦杏仁 10 克，枇杷叶 27 克，金银花 20 克，麦冬 20 克，桑白皮 20 克，北沙参 30 克，玉竹 20 克，知母 20 克，百部 27 克，鱼腥草 30 克，芦根 30 克，甘草 3 克。三剂后诸症消失。

按：此例为痰热壅肺。咳嗽、痰少，非阴虚所致，乃肺热未清，痰液黏稠，故不易咯出，其苔黄腻，脉滑数是为明证。方用麻杏石膏汤清泄肺热，宣肺化痰，辅以浙贝母、半夏、瓜蒌皮加强祛痰之功。地龙、射干解痉平喘。其中地龙性寒，有清肺平喘之效，适合于肺热之咳喘证型。

案例三

张某，男，74 岁，2018 年 11 月 16 日初诊。

患者有多年的慢性咳嗽、咯痰、气喘史，反复加重，经治疗后可减轻，感冒或寒冷季节可加重，曾经多家医院 X 线、CT 检查诊断为慢支炎、肺气肿。此次咳嗽加重已逾月余，查前医已选进清热、化痰、平喘等药。就诊时面色不华，懒言，气短难续，饮食不佳，咳嗽，痰不易咯出，动则喘甚，自汗出。舌质淡，苔薄白，脉沉细。

辨证：肺气亏虚，肾气失纳。

治法：补益肺肾，纳气平喘。

处方：党参 30 克，五味子 15 克，黄芪 30 克，白芍 30 克，枸杞 30 克，山药 30 克，山茱萸 30 克，橘络 12 克，紫菀 15 克，炙甘草 6 克。三剂。

11 月 19 日二诊：

上方三剂后，自觉精神转佳，饮食稍多进，喘渐平，稍感身体冷，舌脉无异。续上方加制附子 15 克，熟地黄 30 克，干姜 20 克。三剂（配方颗粒剂）。患者服完药后，气喘平，面色转佳，脉转有力。

按：喘证经年反复发作，必定伤及脏腑，往往致肺气不足、脾气亏损、肾失收纳。肺气虚则卫外不固，容易被外邪所伤。脾气虚，则运化失职，饮食不为精华而成痰饮，上干于肺，肺失肃降，上逆为喘。肾气亏耗，则气无之根，气不归丹田，患者故气喘吁吁，明·赵献可《医贯·喘》言："真元损耗，喘出于肾气之上奔……乃气不归原也。"本患者之喘为肺、肾亏虚所致，治疗以补肺汤加减治疗，益气纳肾，收敛失散之真气，故其喘渐平。

临床所见这类患者往往年事已高，喘证多年，反复发作，遇感加重，除有喘促、咳嗽、咯痰之外，多伴面色不华，气短懒言，稍动则喘促加甚，多汗出，食欲不佳，或唇、舌、爪甲紫暗，面目虚浮，或下肢肿胀，或大肉消脱，同时伴脉数而不耐按压等。此时邪少虚多，治疗应虚实兼顾，不可一味平喘消导，再耗正气，待喘稍平则应以丸或粉剂坚持长服，增强体质，以图喘不再发作，或减少发作的频率与减轻发作的程度。我在此类患者缓解期，一般选用西洋参（或红参）、山药、紫石英、黄芪、清半夏、熟地黄、蛤蚧、川贝母、茯苓、冬虫夏草、肉苁蓉、紫河车、丹参、五味子合而为方，可制丸，或为粉，每日服两次，每次5克左右。如无糖尿病，可加入蜂蜜兑服用。只要坚持使用，能收到增强体质、减少喘证发作次数、减轻发作程度的效果。曾治疗一老年患者，年过八旬，有多年肺源性心脏病（简称肺心病）病史，咳嗽、咯痰、喘促反复发作，近年出现下肢水肿，每发多采用西医抗感染、祛痰、解痉平喘等处理，虽然可以缓解病情，但其体质每况愈下，最近一次，病情严重，被收入重症监护室（ICU）治疗，出院后，身体虚弱，动则气喘吁吁，大肉销铄，面色不华，语言低微，饮食很差，于是来诊，求服中药治疗。考虑患者肺部感染已控制，目前肺、脾、肾虚及正气不支是其主因，于是定制散剂，并嘱坚持服用。处方：红参120克，紫石英60克，黄芪150克，冬虫夏草20克，白术100克，茯苓12克，蛤蚧两对（麻油酥制去皮壳），紫河车8克，肉苁蓉80克，丹参60克，肉桂30克，五味子80克，杏仁40克，山茱萸80克，共研细末，每次取粉5克，加少许蜂蜜调服，每日两次。患者遵医嘱，坚持服用2月后，症状大为改善，饮食、睡眠可，面色较红润，语言不再断续，体重增加，可以散步而不喘促，信心增强，嘱其继续坚持治疗。

案例四

张某，男，68岁，2018年6月12日初诊。

患者素有慢性咳嗽、咯痰旧疾，半月前因感冒发热，经治疗后，发热停止，但咳嗽反复不愈。就诊时述咳嗽痰少，咽喉干燥，气短喘促，动则尤甚，语言低微断续，良久再言，大便二日未行。舌瘦小，舌质红，苔薄微黄，脉细数。

辨证：肺气阴两虚。

治法：益气养阴，润肺止咳。

处方：沙参30克，西洋参12克，麦冬20克，知母12克，炙枇杷叶15克，生地黄20克，川贝母10克（细粉冲服），款冬花15克，桑白皮30克，火麻仁30克，五味子12克，甘草3克。三剂，水煎服。

6月16日二诊：

服毕上方后，咳嗽气喘减轻，精神转佳，食欲增进，气短好转，大便已行，可自行散步而不喘，舌淡红。方既效，遂用上方去火麻仁再进三剂。后随访，喘咳已毕，嘱防感冒，远烟雾。

按： 本例亦为虚证之喘，但前例为肺肾两虚，其证偏于阳之不足，而本例由肺伤之后，偏重于肺之气阴两虚，其喘非肺气失宣，而由气虚难续所致，故治疗以西洋参、沙参为主，益气养阴；生地黄、麦冬滋养肺津；五味子酸收耗散之气阴；另外，川贝母、桑白皮、炙枇杷叶、款冬花润肺止咳。二诊之时，大便已行，故去火麻仁，续方以巩固疗效。

案例五

欧某，女，49岁，2023年5月9日初诊。

患者3年前患皮肌炎，继后发生咳嗽、气喘，经某医院诊断为肺纤维化，胸闷憋气，咳嗽无痰，药用大剂量激素、吡非尼酮、复方甲氧那明等，症状时轻时重，喘气控制一直不佳。就诊时面色不华，咳嗽痰少，黄白相兼，喘促明显。舌质淡，苔白腻，脉稍弦。

辨证：痰热壅肺，肺气上逆。

治法：清热化痰，宣肺平喘。

处方：麻黄 12 克，杏仁 12 克，黄芩 20 克，橘红 20 克，瓜蒌皮 15 克，法半夏 12 克，茯苓 30 克，川射干 15 克，炒葶苈子 15 克，浙贝母 20 克，炒枳壳 15 克，枇杷叶 18 克，生石膏 30 克，炙甘草 10 克。四剂。

5 月 11 日二诊：

咳嗽稍减，痰少而色白，面色不华，苔白腻。热象已无，痰饮毕见，治疗以温化蠲饮为法。

处方：麻黄 15 克，细辛 9 克，法半夏 15 克，茯苓 20 克，干姜 20 克，白芍 30 克，陈皮 15 克，五味子 15 克，桂枝 12 克，苦杏仁 12 克，大枣 20 克，炒白术 30 克，紫苏子 30 克，炙甘草 9 克。八剂。

5 月 19 日三诊：

症状基本同前，自述咳嗽稍减。

处方：麻黄 15 克，茗叶细辛 9 克，法半夏 15 克，茯苓 30 克，干姜 30 克，白芍 20 克，五味子 15 克，桂枝 12 克，杏仁 12 克，大枣 20 克，炒白术 30 克，炒紫苏子 30 克，紫菀 15 克，党参 30 克，炙甘草 9 克。六剂。

5 月 25 日四诊：

患者仍然气喘，气短而断续，痰白量少，不易咯出，面色不华，舌淡苔白腻。痰饮不除，肾气不纳。呈上实下虚之候。

处方：麻黄 12 克，茗叶细辛 9 克，茯苓 30 克，干姜 30 克，白芍 20 克，陈皮 15 克，五味子 20 克，桂枝 12 克，杏仁 12 克，大枣 20 克，紫菀 15 克，党参 30 克，附子 20 克，酒山茱萸 20 克，黄芪 30 克，熟地黄 30 克。六剂（注意药为免煎颗粒，所以方中附子无须特别处理）。

5 月 31 日五诊：

患者精神大见好转，已不喘息，少许咳嗽，自述多年之胸闷憋之症已消除，面色已见红润，腻苔稍减，信心大增，并邀同乡之友来诊。治疗仿上方出入之。

按：肺纤维化以前接触不多，认识不深。该病病程漫长，咳嗽少痰，胸憋闷为主要表现。根据其苔厚腻，考虑为痰饮作祟，而致肺气失宣，痰郁日久，初见有化热之象，故初诊以化痰清热为治。二诊、三诊热象已除，治疗以化痰蠲饮，平喘立法，病仍然无大改善。四诊时，考虑到患者病久，除痰饮之外，肺气已伤，肾气失纳，虚实互见，治疗也不可偏颇，于是减少宣发耗气药之量，加入补益肺肾纳收之品，效果立显。不过肺纤维化是个慢性过程，非区区数剂可望根除，但若配伍得当，在消除患者多年之苦症方面，中药的确效果明显，本例也提示了我们肺纤维化按照中医理论辨证论治可以得到较好的临床效果，其远景作用值得关注和研究。

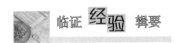
眩 晕

眩，指眼花或眼前发黑；晕，指头晕或周围景物旋转。因二者往往同时出现，故称"眩晕"，为临床常见疾病。

眩晕一证，据临床所见，其病情轻重不一，往往相差甚远，病程可长可短，有的为颅内疾病（脑血管疾病、脑萎缩、肿瘤等），有的为五官疾病（耳源性、眼源性、鼻源性等），有的为全身疾病之表现（如贫血、高血压、严重感染等），也有的为外感六淫所造成。轻者一药可愈，慢者骤难为功。

中医认为，造成眩晕有虚实两端。实者以风、火、痰、瘀为患，为邪扰清窍所致。虚者为气、血、精不足，髓海失养，无以充盈于脑，髓海空虚，发为眩晕。

我在临证中最常见到的还是因外感六淫所致者为多，其中以风邪最为常见，但可夹寒、夹热、夹湿，亦有只因受风邪而发作者。伤于风邪者，年龄不限，病程较短，起病突然，或伴有耳鸣、鼻塞等，无多其他兼夹表现，特别是年轻患者，多属此类。

案例一

李某，女，45 岁，2017 年 1 月 5 日初诊。

患者不明原因眩晕近 10 天，眩晕与头部所处之位置无直接关系，鼻稍感痒，不塞，无涕，口微渴。询其病史中无类似发作，经在当地就医，所服用西药无效验（药名不详），甚感痛苦。舌淡红，苔薄白，少津，脉浮。

辨证：外感风邪，清窍被扰。

治法：疏散风邪。

处方：僵蚕 20 克，薄荷 20 克，防风 20 克，蝉蜕 12 克，麦冬 20 克，玄参 20 克，辛夷 20 克，白芷 18 克，苍耳子 20 克，金银花 20 克，紫苏叶 20 克，柴胡 20 克，甘草 6 克。二剂。

患者服药一剂感觉眩晕大减，二剂服毕，眩晕止。

案例二

李某，男，54 岁，2018 年 9 月 3 日初诊。

患者自述眩晕 6 天，除自觉稍感乏力外，余无特殊。X 线片示颈部无特殊，自行在家服治疗感冒之西药无效。舌红，苔薄黄微腻。最近天气炎热，雨水多，考虑为外感风邪夹湿为患。

辨证：暑温夹湿。

治法：疏风清暑利湿。

处方：白芷 18 克，防风 20 克，白蒺藜 30 克，苍耳子 20 克，薄荷 18 克，菊花 30 克，黄芩 20 克，蝉蜕 12 克，广藿香 30 克，桑叶 30 克，僵蚕 20 克，金银花 20 克，薏苡仁 30 克，甘草 3 克。三剂。

9 月 7 日二诊：

眩晕已止，余无特殊，患者要求巩固。查见：舌淡红，苔薄腻。续藿朴夏苓汤加桑叶、菊花为之。

按： 以上两例均为外感时令之邪为患，病程不长，除自感眩晕外无其他兼证。前者以风为主，略有津伤，故渴而舌红。后者感时令暑邪而夹湿，故感乏力而苔腻。两者均用白芷、防风、蝉蜕、苍耳子、薄荷等疏风之品以祛风邪。前者津伤故伍以麦冬、玄参养阴；后者兼湿，故兼以广藿香、薏苡仁芳化湿邪。个人认为，防风、紫苏叶、白芷虽曰辛温，而疏风之力较强，外感风寒、风热皆可为用。从两例可知，眩晕一证不可拘泥于"诸风掉眩，皆属于肝"，片面理解一定从肝而论治。感受风邪，首犯皮毛，而肺主皮毛，肺金太过，肝木被克而致肝病眩晕，"治病求本"，疏风散邪，而肝木复常，故晕可息。

案例三

凌某，男，70 岁，内科住院患者，2016 年 3 月 13 日因眩晕入院。

患者有多年眩晕病史，入院前先后到当地两所医院住院治疗，静脉注射红花注射液，利用西药扩血管、抗眩晕等治疗，效果不明显。就诊时眩晕，面色不华，偶尔呕吐食物，腹部不适，大便不成形，每日一两次不定，头晕如裹。苔薄白微腻，脉稍弦滑。

辨证：属中气亏虚、不消水谷而成痰饮中阻、清阳不升之证。

治法：宜先温化痰饮兼以息风治其标，健脾和胃善其后。不宜使用活血化瘀之品。

处方：法半夏20克，陈皮20克，茯苓30克，天麻20克，白蒺藜30克，白术30克，豆蔻20克，旋覆花30克，代赭石30克，竹茹30克，牡蛎30克，生姜3片。二剂。

服药一剂后患者自觉多年眩晕大部消失，可自行活动。二剂后眩晕不作，后以参苓白术散加减善后。

按：因痰致眩晕之说始于仲景，《金匮要略·痰饮咳嗽病脉证并治第十二》曰："心下有支饮，其人苦冒眩，泽泻汤主之。"朱丹溪在《丹溪心法·头眩》强调"无痰不作眩"。因脾胃虚弱不能运化水谷，化为痰湿，使清阳不升，头窍失养，发为眩晕。临床所见其眩晕之作，一般以中、老年者为多，年轻者鲜见。其眩晕往往骤然而发，头晕而蒙，饮食不思，或伴有咳嗽吐痰，面色不华，口中泛恶，或呕吐清涎，舌质多不红，脉弦有力或滑数为辨证要点。可选苓桂术甘汤、温胆汤、二陈汤、旋覆代赭汤等酌情加减治疗。

案例四

张某，女，38岁，2016年9月2日初诊。

患者自述头目晕眩，悠悠而作已近数月，伴气短、乏力、食欲减退，经量少，夜卧不宁，活动量大则感心悸。曾经当地医生治疗，效果不佳。就诊时面色白而无华，稍显虚浮，爪甲苍白。舌淡，苔薄白，脉数而无力。细查病史，患者于数月前地里劳动时患手皮肤痒疹，后不药而愈。检验大便发现有钩虫卵。血常规示血红蛋白45克/升，红细胞总数减少。遂考虑为钩虫所致贫血。

辨证：气血两虚。

治法：西药驱虫，中药益气健脾。

处方：党参30克，黄芪30克，白术20克，茯苓15克，陈皮12克，白豆蔻12克（后下），麦芽12克，山药30克，大枣12克，甘草3克。五剂，水煎服。

9月8日二诊：

经西药驱虫、中药益气健脾后，现乏力、眩晕大见好转，食欲增进，面色显血色。治疗以八珍汤加减气血双补。

处方：党参30克，黄芪30克，熟地黄30克，白术20克，当归20克，陈皮12克，白芍30克，茯苓15克，大枣20克，制何首乌15克，炙甘草6克。水煎服。

考虑到失血性贫血，铁成分丢失较多，故嘱患者补益之时多食用血肉之品辅助治疗。

10月8日三诊：

前后用药十余剂，诉眩晕已止，面色红润，乏力除，病几乎痊愈。

按：血虚则血不荣于脑，此型病程较长，或有失血史；或有肠道寄生虫；或有饮食失调，营养不良。以自感乏力、眩晕绵绵而不甚，多伴有面色苍白、倦怠无力、唇甲不华。舌淡，脉数而无力为辨证要点。

张景岳力主因虚致眩一说，《景岳全书》认为"眩晕一证，虚者居其八九，而兼火兼痰者，不过十中一二耳"，强调"无虚不能作眩"。治疗上"当以治虚为主，而酌兼其标"。本例患者为钩虫所致贫血，驱虫后，以健脾养血收功。

临证有因摄纳不足、经血过多、胃肠疾患失血等原因造成贫血而眩晕者，如果伴有脾虚表现，治疗应先以健脾为治，脾健则血生。脾不虚者，以养血调营应之，如八珍汤、十全大补汤等可用。

至于肾精亏虚，髓海不足所致之眩晕，《灵枢·海论》："髓海不足，则脑转耳鸣，胫酸眩冒。"临床也可以见到，特别是现在高龄人群增多，脑血管疾病、脑萎缩、脑白质脱髓鞘等因素可造成。表现除自感眩晕外往往还可见步履欠稳、食欲不佳、夜尿多、睡眠质量不好等老年性疾患。头目眩晕多不剧而绵长，治疗多以填补肝肾为主，但难以短期内收功。我在临床上曾遇一80余岁患者，眩晕两年有余，CT检查有脑萎缩、脱髓鞘改变，手足震颤。后经填精补髓、养肾补肝息风等多方治疗，前后治疗1月左右，无大效，对于这类证型的治疗，还需研究治养方法。

案例五

张某，男，55岁，2017年9月初诊。

患者有10年左右高血压病史，一直服降压药。近两周自觉头晕目眩，面赤，心烦易怒，左耳鸣响，口苦，大便稍结，体丰。舌红，苔黄而干，脉弦而有力。

辨证：肝经实热，肝风内动。

治法：清肝泄热，平肝潜阳。

处方：龙胆草15克，天麻20克，磁石30克，白芍30克，生地黄25克，牡丹皮12克，白蒺藜30克，黄菊花30克，黄柏12克，川牛膝15克，珍珠母30克。三剂。

三剂后眩晕大减，口苦、心烦诸症也改善。后以六味地黄汤加减善后治疗。

按：《素问·至真要大论》云："诸风掉眩，皆属于肝。"肝阳上亢，肝风内动所致眩晕，多见于中老年患者，多伴有多年之高血压或动脉硬化史，往往性情急躁易怒，部分嗜酒，眩晕或伴耳鸣，颜面潮红，声音洪亮，口苦腻，大便干结，或伴手指麻木，或头部摇摆不定，或头痛，失眠多梦。舌红，苔黄或黄腻，脉弦数有力。治疗应平肝潜阳，有热者加清肝之品为治，清肝热药有决明子、夏枯草、龙胆草、牡丹皮、钩藤等。潜阳则介石类药品可酌情加用，如龙骨、牡蛎、石决明、珍珠母、磁石等。挟痰者加入姜半夏、天竺黄、竹茹、浙贝母、胆南星、茯苓、旋覆花等。这类患者多标实而本虚，肝肾阴亏是其根本，地黄、山茱萸、玄参、白芍、龟甲、女贞子、墨旱莲等可配伍使用。

鼻渊

鼻渊为中医病名，亦有"脑漏""脑砂""脑崩""脑渊"之称，是指鼻流浊涕如渊之不竭。与现代医学之鼻炎、鼻窦炎相类似，可互为参考治疗。本病临床常见，以青少年、中年人居多，与患者体质因素、过敏反应、感染、环境污染、空气质量、寒冷刺激等有一定关联性。

鼻渊的临床表现为鼻流涕不断，分泌物增多，有的见鼻塞、鼻痒、鼻部或前额疼痛不适，有挤压感，有表现为眩晕并以前额为主者。因为鼻疾导致眩晕经年不愈者不在少数。有的表现为鼻塞伴咽部不适，有分泌物自咽部而下者。少数伴鼻衄、鼻腔干燥，往往在感冒或寒冷等天气变化后病情加重。

其发病原因，中医多责之为伤风、外感风热或肝经实热，素体差而伴寒者亦可见到。其病位在肺，肺主皮毛，其卫气行于体表，是人之卫外者，邪之所凑，卫气先受之，继而入内伤之于肺。鼻为肺之外窍，肺卫受邪，鼻为外邪所干，故多应之变。肝主木，肺主金，肝经郁热，或肝经火盛可炎上刑金致肺热，肺热炼液故可鼻流浊涕，头痛，晕眩发作。

案例一

钟某，男，35 岁，2015 年 10 月 22 日初诊。

该患者患鼻甲肥大多年，后经手术治疗，术后一直鼻根部疼痛不适 3 年余，有如物挤压感觉，鼻涕浊稍黄，但尚可辨别气味，余无特殊不适。舌淡红，苔薄黄，脉稍弦。

辨证：风热上扰清窍。

治法：疏风清热。

处方：金银花 20 克，连翘 20 克，黄芩 20 克，玄参 20 克，茜草 20

克，龙胆草 18 克，栀子 20 克，细辛 9 克，石膏 30 克，苍耳子 20 克，辛夷 18 克，菊花 20 克，白芷 18 克。二剂。

10 月 26 日二诊：

上方二剂后，鼻根部疼痛减轻，余无特殊变化。

处方：玄参 20 克，白芷 20 克，石膏 30 克，栀子 20 克，苍耳子 20 克，辛夷 18 克，柴胡 18 克，菊花 20 克，细辛 9 克，川芎 18 克，黄柏 18 克，金银花 20 克，僵蚕 20 克，连翘 20 克，甘草 6 克。二剂。

10 月 28 日三诊：

鼻根部疼痛基本消失，患者自述这是近三年来从未有的现象。舌、脉无大变化，续上方去黄柏三剂善后。

按： 本案虽然为历经多年之鼻渊，但患者年轻，身体素质尚可，所感风热之邪止于鼻部，未有更多变化。治疗以疏风清热为法，方中金银花、连翘、菊花散风热，龙胆草、栀子、石膏、黄芩清肝胃之热，苍耳子、辛夷、白芷、细辛疏风而开窍止痛，药性虽偏温，而有大队清热之品为制，故无忧。二剂后症状改善，后在此基础加减变化，其治疗大法始终以疏风清热为主。

又：

王某，女，53 岁，2018 年 9 月 27 日初诊。

患者素有高血压病史，故一直服降压药未断，但有眩晕一证，困扰多年，曾服活血化瘀、扩血管等药物，但眩晕未见明显改善。最近 20 余天眩晕加重，颈项强不适，X 线片示双上颌窦炎，血压 130/86 毫米汞柱[①]（服降压药后）。舌淡红，苔薄白，脉平。

辨证：风热上扰。

治法：疏风清热。

处方：金银花 20 克，连翘 20 克，龙胆草 18 克，黄芩 20 克，射干 20 克，薄荷 18 克，菊花 30 克，防风 20 克，荆芥 20 克，苍耳子 20 克，辛夷 18 克，蒺藜 30 克，蝉蜕 12 克，石膏 30 克。四剂。

10 月 1 日二诊：

---

① 1 毫米汞柱 =0.133 千帕。

患者服完四剂后，困扰多年之眩晕已大见减轻。效不更方，续上方四剂。

按：患者以眩晕为主述，分析原因，目前血压经用降压药后一直维持在正常范围，显然不是血压所致眩晕，观以前医者都以脑动脉硬化而论者多，所用药物多为扩血管为主，无甚效果，故血管因素致眩晕不再考虑。后经X线检查系双上颌窦炎，故按照鼻渊方向求治，给予疏风清热之法，苍耳子散加减治疗获效。临床因患鼻疾伴头痛、眩晕而误诊为脑血管疾患者不少，特别又是本身有血管宿疾者，诊疗之时应仔细甄别，否则南辕北辙，治之乏效。

案例二

张某，男，7岁，2018年5月10日初诊。

其家长述：患儿鼻炎已3年左右，经常鼻塞、流涕，多数时间为黄色浊涕，感冒时加重，饮食、二便正常，余无特殊，曾经中西药治疗，效果不佳，两天前感冒，鼻塞加重，少许咳嗽。就诊时可见鼻涕溢出，色黄，鼻腔充血，可见鼻痂。舌红，苔薄黄，脉稍数。

辨证：风热犯肺，肝经郁热。

治法：疏风清热，清肝泄肺。

处方：桑叶20克、鱼腥草20克、苍耳子9克、黄芩9克、白芷6克、金银花20克、薄荷6克、石膏20克、龙胆草12克、柴胡12克、蝉蜕9克、芦根12克、甘草3克。三剂。

5月15日二诊：

上方三剂后，鼻塞减轻，鼻涕减少，外观已不见有鼻涕流出，查鼻腔可见有分泌物附着。上方加入玄参12克，僵蚕10克。三剂。

5月19日三诊：

已无鼻涕外流，鼻通畅，家长要求巩固疗效。后以玉屏风散加疏风之品善后。嘱其加强锻炼，避免感冒及有害粉尘与气体吸入。

按：小儿鼻渊较为常见，往往家长以为小恙不为重视，特别在农村较为普遍，以至于经年不愈而成慢性之变，同时也为其他继发疾病的发生遗留隐患。稍长之后该疾可致长期眩晕、头胀痛、感冒等，影响患者记忆与学习，所以还需引起对该病的重视。况且，小儿疾患较为单纯，治愈的概率相对高些，待长成之后再给予治疗往往费事且难短时为功。本例为有肝经之热复为外感所扰，相互为患，故肝肺同治，外疏风热，内清肝热，邪去后则以玉屏风散固卫，以防复发。

案例三

顾某，女，52岁，2015年9月14日初诊。

患者有头痛宿疾20年左右，反复发作，经中西药治疗，效果不佳，近两天头痛加重发作，头痛如裹，以前额为主。X线片示双上额窦炎，伴鼻塞、流涕，神疲，面容痛苦。舌质红，苔薄白。

辨证：素宿肺热，复感风热。

治法：疏风清热。

处方：桑叶30克，菊花20克，蔓荆子20克，连翘20克，薄荷12克，黄芩20克，苍耳子20克，辛夷18克，川芎20克，栀子20克，柴胡18克，白芷18克。二剂。

9月16日二诊：

头痛止，感觉多年来从未如此头目清新，面容红润，精神好，因有小腹胀，原方加枳壳20克。续服二剂。

按：慢性鼻窦炎，临床常见，其表现除鼻塞、流涕外，以眩晕、前额疼痛就诊者不在少数。我在临床上多以疏风，清肝、肺热治疗之。苍耳子散加减对大多数患者有效。对头蒙者还可加入广藿香；热重加山栀子、石膏、芦根、鱼腥草；鼻衄加白茅根、茜草；风重加荆芥、防风、细辛、白僵蚕、蝉蜕；口渴加入天花粉；肝热加龙胆草、柴胡；气虚者加黄芪等。有的由于病程较长，可长达数年、十数年，所以治疗时间也相对要延长，往往要1周左右其效方显，十数剂药方见大效，患者不可因一时之效而半道退出，反复更张，越改越远。

头 痛

　　头痛，亦称"脑风""首风""疾首""头风"，是患者自觉以头痛为主的临床病证。临床多见，可以是全身疾病的一个表现，如果是以头痛为主要表现，中医可以独立作为病证讨论。

　　头痛的发生原因甚多，历代医家也有较多论述或补充。李东垣将其分为外感和内伤头痛，可谓执简驭繁，切合临床。

　　外感者，风、寒、暑、湿、火为也，外邪袭扰头部，清阳受阻，气血不畅，发为头痛。其中，风邪致病是其为之首要，"颠顶之上，惟风可到""伤于风者，上先受之"，风邪既可以单独为患，但更多兼夹寒、热、湿合而为病。

　　内伤者，可以是肝郁化火，上扰清窍；痰湿阻遏，清窍被蒙；肾精亏虚，髓不荣脑；肾阳虚弱，清阳不展；外伤或久病，络脉阻塞。

　　临床所见，外感所致头痛，痛势急而骤，其痛可为跳痛、刺痛、胀痛、灼痛、重痛，病程短而有外感诱因可察。内伤者，病程长，痛势缓（肝阳上扰，痛势也剧），特别是血虚或肾虚头痛，缠绵悠悠，空痛或隐痛，或伴气血不足，肾气亏耗之象。头痛因于外伤者，早期为瘀阻脑络，痛也剧，多年难痊愈，后期多现肾精亏虚之象，头痛不减，多逢天气转变而头痛加剧，反反复复，头痛时轻时重，虚实互见。

　　张仲景《伤寒论》分别在太阳、阳明、少阳、厥阴病中论及了不同的头痛表现和治法。李东垣补充了太阴头痛和少阴头痛与分经用药治疗方法。

　　外感头痛治疗，以祛风邪为主，兼顾其他；内伤头痛，则遵循"虚者补之，实者泻之"的原则，根据患者具体情况而处之。《石室秘录·偏治法》："如人病头痛者，人以为风在头，不知非风也，亦肾水不足，而邪火冲入于脑，终朝头晕，似头痛而非头痛也。若止治风，则痛更甚。法当大补肾水，而头痛头晕自除。"是临证技巧之说，可资参考。

案例一

胡某，女，71 岁，2015 年 7 月 10 日初诊。

患者有偏头痛 3 年左右，反复发作，头痛较剧烈，以头左侧为主，前额部亦然。曾在当地医院治疗效果不佳，做头部 CT 检查，结果示颅内无特殊异常。本次发作已 2 天，头痛持续。舌淡，苔薄白。

辨证：外感风邪，上扰清窍。

治法：疏散风邪。

处方：川芎 24 克，荆芥 20 克，蜈蚣 4 克，防风 20 克，蔓荆子 30 克，柴胡 18 克，细辛 9 克，薄荷 12 克，僵蚕 20 克，黄芩 20 克，苍耳子 20 克，辛夷 18 克。三剂（配方颗粒剂）。

7 月 13 日二诊：

头痛大减，自述较以前药物效果明显，现头微感疼痛，伴轻微头晕。舌质淡，苔薄白。

处方：川芎 24 克，蜈蚣 4 克，防风 20 克，蔓荆子 30 克，柴胡 18 克，细辛 9 克，薄荷 12 克，黄芩 20 克，苍耳子 20 克，辛夷 18 克，京半夏 18 克，竹茹 20 克，白芷 18 克，广藿香 20 克。三剂（配方颗粒剂）。

10 月 1 日

三诊：患者因支气管炎来诊，述其头痛经上方治疗后未再发作。

按：患者宿疾头痛，此次为外感所诱发，痛势较剧，以川芎茶调散加减治疗，其中川芎用量较重，其为疏风散寒止痛之要药，无论何经头痛皆可用之，考虑有宿疾，且痛势较重，故用蜈蚣搜风解痉止痛，患者偏头痛而连额，虑其隐有鼻旁窦疾患，故方中暗合苍耳子散，祛风而疗鼻疾。

历代医家均重视头痛的分经用药，如太阳经头痛用川芎、羌活、独活、蔓荆子；少阳经头痛，痛在两侧用柴胡、川芎；痛在前额（阳明经头痛）用白芷、葛根、升麻；太阴经头痛用苍术；少阴经头痛用细辛；颠顶头痛（厥阴经头痛）用藁本、吴茱萸等，临证时可酌情灵活选用。

《串雅》"截头痛风"用白芷、川芎、甘草、细辛、薄荷。"治头痛方"用川芎、沙参、蔓荆子、细辛水煎后加黄酒调服，对一些头痛可以起到止痛或缓解的效果。我使用其方加减变化用于治疗血管、神经性头痛，其止痛效果明显，可资参考。

案例二

曾某，女，71岁，2018年6月26日初诊。

患者因患脑胶质瘤于今年3月在某医院行手术治疗，之后一直头痛、恶寒、无汗出，身体疼痛。就诊时头痛已经有3个月左右，曾在当地经中、西医多次治疗，无大效果，仍然头、身疼痛，无汗出。舌淡，苔薄白，脉浮。

辨证：风邪袭表，卫气失宣。

治法：疏风解表。

处方：川芎24克，防风20克，细辛9克，薄荷12克，菊花30克，藁本20克，刺蒺藜30克，桑叶30克，粉葛根30克，钩藤30克，柴胡30克，甘草6克。三剂。

7月4日二诊：

恶寒消失，身体汗出，解除了困扰数月的身无汗出之痛苦，头痛止，患者甚为高兴，后经上方稍事调整善后。

按：患者虽然病逾3月，但头痛、身痛、无汗，脉浮之表证仍存，外感之风邪未解，故治疗以疏散风邪为治，表解汗出而头痛已，未因其"脑胶质瘤"舍其辨证。从本例看出，病程之长短可以作为判断证型之参考，但主要依据还是以症状表现定论。曾读过一老中医医案，追溯到患者因30年前不慎感寒遗留腹痛一症，而辨证为该患者为寒邪所伤，后以温药治之得愈。

案例三

李某，男，46岁，2018年3月初诊。

患者系某煤矿工人，两年前在井下工作时被掉石击伤头部，当时昏迷，后经西医治疗后，生命无恙，而遗留头痛一疾，多年不愈，曾先后在县级、省级多家医院门诊、住院治疗，经输液活血化瘀、止痛，中药祛瘀、散寒、通络、安神、化痰等，效果不大，虽然偶有小效，终不持久，病情时好时复。每逢天气变化，特别在阴雨之前，头痛加重。就诊之时头痛偏于左侧，严重之时，可移至右侧，伴有气短，饮食、二便如常。舌淡，苔薄白，脉稍弱。

辨证：分析并结合现证，考虑为外伤后，脑络受损，瘀血内阻，病久及肾，肾精亏虚，气血不足。

治法：祛风潜阳，兼补肾精。

处方：天麻 20 克，白蒺藜 30 克，菊花 30 克，醋龟甲 30 克，磁石 30 克，白芷 15 克，龙骨 30 克，山茱萸 20 克，丹参 20 克，川芎 18 克，地黄 30 克。

按：患者经用上方，头痛可得大部控制，但效果难以长久维持，每逢气候转凉，或天阴下雨前，则头痛加重，也曾使用清·王清任之《医林改错》"通窍活血汤"，先后根据情况加入蜈蚣、全蝎、防风、半夏、血竭、石决明、钩藤等，有一定效果。后改用川芎茶调散加天麻、生地黄、红景天、三七粉等，可较好地控制其头痛症状。有一次发作同时伴呕吐，用吴茱萸汤加减治疗，有一定效果，但终不能根治。关于瘀血头痛，有医者主张应以补肾为主，有的认为应以化瘀为主等，我认为脑外伤后遗头痛的治疗问题较为复杂，虚实互见，既有瘀血、痰浊阻络，又有气血亏耗，日久而肾气受损，治疗难以单法获效，更应探讨新的治疗思路。

案例四

吴某，女，62 岁，2019 年 8 月 28 日初诊。

患者述患头痛多年，反反复复发作，每次发作一般都在头顶和两颞部，以头痛和头胀并存，睡眠一般，有慢性胃疾，无高血压，余无特殊，经头颅 CT 检查未见异常。舌淡，苔薄白腻，脉弦滑。

辨证：痰浊内阻，清阳闭阻。

治法：逐痰化饮，祛风止痛。

处方：半夏 18 克，白术 30 克，天麻 15 克，川芎 30 克，防风 20 克，茯苓 20 克，广藿香 30 克，豆蔻 20 克，白芷 30 克，吴茱萸 12 克，生姜 20 克，甘草 6 克。四剂。

9 月 2 日二诊：

患者服毕上方四剂后，头痛基本消失，希望巩固效果，遂来再诊，查其苔腻已除，故用上方去广藿香加桂枝 15 克。四剂。

后电话随访，头疾未再发作。

按：本案之头痛反复发作，与外感头痛显然有别，因宿有胃疾，故考虑其为中阳不足，脾虚生痰，痰阻中阳，浊阴上逆。故头痛发作，当痰得开，头痛有缓解之时，复阻时，痛乃作，故治疗以吴茱萸汤、半夏白术天麻汤加味治疗之。其中白术健脾和胃，吴茱萸、生姜温中杜生痰之源，茯苓、半夏、豆蔻温化痰饮，天麻、白芷防风祛风止痛，"风可除湿"，祛风之品此处有标本皆得之功。二诊时，加入桂枝，可加强温中化饮，有苓桂术甘之意。

关于头痛的原因还有很多，临床所见有因眼部疾患辨证为肝火所致，用龙胆泻肝汤加减治愈者；有因外耳道疖肿，少阳胆经热盛，用柴胡疏肝散加味治愈者；有因脑中风，肝阳上亢头痛者，经镇肝息风、平肝潜阳而头痛止者；有因神经衰弱，不寐，头痛绵绵，经调补气血，安神补脑而痛休者；有热毒带下，头目剧痛，经黄连解毒汤加减，热泻而痛止者；有因颈椎疾病，头痛颈强，经药物结合理疗治愈者；有因外感风热，头痛、发热用桑菊饮加蔓荆子、僵蚕、蝉蜕而愈者等等，不可一一列举。总之，头痛治法，应根据具体情况分析，具体辨证施治。

汗 证

异常之出汗，中医称"汗证"，临床多有所见。其表现可为全身汗出；也可为局部汗出，如头汗、半身出汗、手心出汗，腋下出汗，阴囊出汗等。发病年龄可大可小。有的汗出而自觉异常不爽，有的虽长期局部汗出而无所苦。

造成异常汗出的原因，有虚实之异。虚者，如气虚不固之白昼自汗；阴虚夜间汗出，醒后汗自止之盗汗；肾阳不足之夜间汗出。实者，如心经实热之腋汗；湿热蒸腾之上半身汗或湿热下注之阴汗等。我在临床上也见到有盗汗为气阴两虚者，非盗汗一定为阴虚发热所致。

案例一

罗某，男，63 岁，2016 年 2 月 29 日初诊。

患者自述有腋下出汗近 5 个月，两侧均有而以右腋下为甚，汗出甚多，曾反复治疗，服用益气敛汗、补肾中药近 2 月无甚效果。就诊时患者一般情况尚好，声音洪亮，饮食正常。自述身体素健，无大疾病，但见腋下汗出蒸蒸，就诊时毛巾垫其腋下。小便不黄，大便不秘。舌质如常，苔薄，脉无大变化。

辨证：心经实热。

治法：清心泄热。

处方：生地黄 30 克，木通 12 克，淡竹叶 20 克，牡丹皮 30 克，天冬 20 克，黄连 9 克，麦冬 20 克，茯苓 20 克，栀子 20 克，生甘草 9 克。五剂。

患者服上方三剂后腋汗大减，第四剂服毕汗出完全停止。

按：腋下汗出者并非少见，较多医者以清湿热之法治之，无效则复以益气固表敛汗，多乏效。腋汗为心之疾，因其所在特定之部位所致，《灵枢·经脉》曰："心手少阴之脉，起于心中，出属心系，下膈，络小肠。其支者，从心系，上挟咽，系目系。其直者，复从心系却上肺，下出腋下，下循臑内后廉，行太阴心主之后，下肘内，循臂内后廉，抵掌后锐骨之端，入掌内后廉，循小指之内，出其端。"文中所述心经"下出腋下"，心经共有9个穴位，一从腋窝顶点的极泉穴处出发，顺着手臂内侧后缘走向小指端少冲穴。当心经热盛，蒸腾津液循经而出极泉穴时，则表现为腋汗之证。本患者虽年六十但身体尚强盛，无虚证可辨，实为心火为患，故选用导赤散清心经之热，黄连、栀子、牡丹皮清心热，生地黄、天冬、麦冬凉血养心阴，木通、淡竹叶导热下行，三剂而汗解，四剂而收功。我在临床中逢此类证者多以此法治之得效。

案例二

陈某，男，52岁，2018年3月23日初诊。

患者有3个月左右之下半身汗出，白天汗出，阴囊特感湿润，两腿间汗多，自感不舒服，曾在他处服除湿中药10余剂无效。素体健康，体丰。舌质稍红，苔微黄腻。

辨证：气阴两虚，湿热下注。

治法：益气养阴，清热利湿。

处方：秦艽30克，黄柏24克，薏苡仁30克，黄芪30克，茯苓30克，青蒿30克，鳖甲20克，知母20克，牡丹皮18克，地黄30克，党参30克。三剂。

3月27日二诊：

服完上方三剂后，汗出基本停止，续上方三剂去薏苡仁善后。后随访，汗出未作。

按：本例病患，为气阴两虚复兼湿邪为患。气虚失固汗之职，阴伤而内热蒸腾，其苔腻又有夹湿在内，虚实互见。前医见苔腻判为湿热下注，而未虑其正虚，故难奏效。本法选青蒿鳖甲汤加黄芪、党参益气养阴清热，少佐秦艽、薏苡仁除湿而不伤阴，黄柏清热坚阴燥湿，地黄、鳖甲滋养肾阴。全方补虚为主，兼顾除湿，三剂而数月之汗出停止。

关于汗证，《景岳全书》有较完备的论述，现附录之，以备参考："汗出一证，有自汗者，有盗汗者。自汗者，濈濈然无时，而动作则益甚。盗汗者，寐中通身汗出，觉来渐收。诸古法云：自汗者属阳虚，腠理不固，卫气之所司也。人以卫气固其表，卫气不固，则表虚自汗而津液为之发泄也，治宜实表补阳。盗汗者属阴虚，阴虚者阳必凑之，故阳蒸阴分则血热，血热则液泄而为盗汗也，治宜清火补阴。此其大法，固亦不可不知也。然以余观之，则自汗亦有阴虚，盗汗亦多阳虚也。如遇烦劳大热之类，最多自汗，故或以饮食之火起于胃，劳倦之火起于脾，酒色之火起于肾，皆能令人自汗，若此者，谓非阳盛阴衰者而何？又若人之寤寐，总由卫气之出入，卫气者，阳气也，人于寐时则卫气入于阴分，此其时非阳虚于表者而何？所以自汗、盗汗亦各有阴阳之证，不得谓自汗必属阳虚，盗汗必属阴虚也。然则阴阳有异，何以辨之？曰：但察其有火无火，则或阴或阳，自可见矣。盖火盛而汗出者，以火烁阴，阴虚可知也；无火而汗出者，以表气不固，阳虚可知也，知斯二者，则汗出之要无余义，而治之之法，亦可得其纲领矣。"

案例三

陈某，男，68岁，2018年5月8日初诊。

患者自述有数月的全身汗出，白天夜晚均有汗，除自觉稍感乏力外，余无特殊不适。就诊前曾服中药无大效（具体药物不详）。舌淡，苔白，脉细数无力。

辨证：气阴两虚。

治法：益气养阴敛汗。

处方：黄柏18克，知母20克，青蒿30克，牡丹皮20克，黄芪30克，白术30克，白芍30克，秦艽30克，浮小麦30克，茯苓20克，生地黄30克，牡蛎40克，党参20克。三剂。

5月11日二诊：

服完上方三剂后，白天汗出大减，夜晚汗出亦止，现口腻，苔黄腻，上方加豆蔻18克，苍术18克。三剂。

按：虽曰"阴虚盗汗，气虚自汗"，其实临床有时难以以此定论。盗汗气虚者亦有，自汗见阴虚者也有，气阴两虚者更为多见，两者往往难以截然划分。同时阴虚而伴内热，气虚而兼湿阻，鲜有单一者，故治疗之时，全在于随其变化而立法，不可墨守成规。

案例四

匡某，男，68岁，2019年5月21日初诊。

患者患阴囊潮湿近两年，夏季、冬季均如此，曾经寻求多方治疗效果不佳。就诊时阴囊潮湿，自感水气很重，观其貌身尚体健，语声洪亮。有烟酒嗜好，饮食、二便如常。舌质稍红，苔薄白腻，脉不数。

初考虑为肝胆湿热使然，方用龙胆泻肝汤加减，前后共服八剂。

6月6日二诊：

阴囊潮湿如故，未见明显好转。细诊之，患者其脉不数且不耐按压，加之年已过甲，所虑肾气暗亏，故改补肾摄纳之法。

处方：菟丝子30克，淫羊藿30克，牡蛎30克，黄芪30克，白术30克，巴戟天30克，五味子15克，山茱萸20克，白芍30克，益智仁30克。三剂。

三剂后患者来复诊，言潮湿大减，尚存微湿。上方加海螵蛸30克。三剂，以巩固疗效。

又：

陈某，男，55岁，2022年3月14日初诊。

患者两胯下潮湿多汗一年有余。素体健壮，无烟酒嗜好。舌淡，苔薄白。

处方：盐菟丝子30克，盐覆盆子30克，海螵蛸30克，炒白术30克，盐补骨脂30克，煅龙骨30克，煅牡蛎30克，生地黄30克，秦艽20

克，黄芪 30 克，酒山茱萸 18 克，炙甘草 6 克。六剂。

3 月 20 日二诊：

言汗出及潮湿消退，要求巩固治疗，续上方加熟地黄 30 克、白芍 30 克善后。

按：《灵枢·经脉》中"肝足厥阴之脉，起于大趾丛毛之际，上循足跗上廉，去内踝一寸，上踝八寸，交出太阴之后，上腘内廉，循股阴，入毛中，过阴器，抵小腹，挟胃，属肝，络胆……"阴囊汗出潮湿者，临床颇为常见，多为实虚两途，湿热者汗出黄而粘衣，热气腾腾，患者一般体多壮实，多为嗜好烟酒，湿热内生，循肝经，出于下阴，治疗以清泻肝经湿热为大法。

其虚者为肝肾亏虚使然，年长之人，肾气亏于下，可以表现为腰痛、下肢软弱无力、阴囊湿冷汗出、阳事不举、无子等。治疗以补肾为主，肾强而汗自收。本例患者初诊以貌似强壮，又被其声音洪亮、苔腻所困而初误以为湿热为患，故治之无效，后考虑年龄因素，查之脉象，方知肾虚为本，其腻苔为其所嗜好烟酒所致，故二诊改以补肾、敛汗之法而收功。

胃 痛

胃痛是以上腹近心窝处疼痛为主的病证，亦称"胃脘痛"，是临床常见疾病之一。其发病可急可缓，亦可在漫长的过程中因寒、因热、因饮食不当而骤然加剧，也容易受情志因素之影响而发作，包括现代医学之急、慢性胃炎，消化性溃疡，胃痉挛，消化不良，胃下垂等在内。

由于胃脘部是胃、脾所居，一阳一阴，前者喜润而恶燥，后者喜燥而恶湿，因而无论寒热所伤均亦致脾胃受困，所以"胃痛"有寒、热之不同类型。胃失受纳和降之职，脾失运化水谷之能，脾气不升而胃气不降，气机失和则痛成。由于肝木疏土则脾胃健运，若忧思恼怒，气郁肝伤，肝木克脾犯胃，使之气机郁滞，胃失和降，而气滞日久血运不畅，络脉阻塞，亦可成血瘀之证，不通则痛。另外，饮食不节或食入不当可以造成胃脘痞满疼痛，亦为食阻气机所致。至于脾胃虚寒证型，多为病日长久或素体禀赋不足演化而致，临床也比较常见。

辨证要点：

骤然起病，病程短者，有伤于寒、热之邪或多食暴饮或不洁之物，痛势急而骤，多实。反之，病程较长，发病悠长，疼痛绵绵而作，短气懒言，面色不华，脉虚无力，多脾虚或中焦虚寒。若伴舌红津少则为胃阴虚之患。嗳气频作，脘痞胀满，矢气痛缓为气郁。嗳腐吞酸为饮食所伤。病久或痛如刺为胃络瘀阻。脘痞不适，苔腻为湿阻中焦气机。

胃痛因寒（实寒或虚寒）所致居多，因热者相对为少，寒热并见者不在少数，可能与脾胃同居中焦和其生理功能相关，因而容易表现为寒热错杂，临床难以截然分开，这也许就是有半夏泻心汤、生姜泻心汤、黄连汤、乌梅丸之类寒热药同炉之立意所在吧。

案例一

朱某，女，53岁，2015年8月31日初诊。

患者因反复胃痛伴食欲减退，曾多方就医，使用多种中西药治疗而其痛未愈。就诊时痛在上脘，寒热不明显。舌质稍红，脉弦。胃镜提示：胆汁反流性胃炎。

辨证：肝气犯胃，肝胃失和。

治法：疏肝解郁，理脾和胃。

处方：吴茱萸9克，黄连9克，白芍30克，郁金20克，瓦楞子30克，三七4克（冲服），白术30克，广藿香20克，白豆蔻12克，枳壳20克，陈皮18克，甘草3克。二剂，嘱其避免食酒、辛辣食物。

9月3日二诊：

胃疼稍好转，精神转佳，余无特殊，改小建中汤加减。

处方：黄芪30克，桂枝18克，白芍40克，干姜30克，党参30克，大枣20克，炒白术30克，砂仁12克，茯苓20克，炙甘草9克。四剂。

9月11日三诊：

自述服药后胃痛已止，食欲好转。舌淡，苔白微腻。

处方：党参30克，白术30克，木香15克，陈皮12克，茯苓15克，白芍30克，大枣15克，甘草3克。三剂。

10月15日四诊：

复感剑突下隐隐作痛，恐胃痛加重故来就诊。查舌稍红，苔薄白，脉沉细。

处方：北沙参30克，白芍30克，延胡索20克，海螵蛸30克，香附20克，蒲公英30克，炒川楝20克，沉香9克，乌药20克，麦冬20克，玉竹20克，甘草6克。三剂。

三剂后疼痛完全消失，续来我处要求续上方巩固疗效。遂以六君子汤加山药、焦三仙、白芍，并嘱调之以饮食。

按：患者胃疾多年，曾经多方治疗而难痊愈，自己也反复地不规律使用"奥美拉唑"等制酸之品，偶尔小效，不见大功。经人介绍来我处就诊，初考虑为肝气犯胃，用左金丸加味疏肝和胃，广藿香、枳壳、白豆蔻、陈皮行气和胃，久病入络，故加入三七、郁金行瘀，白芍柔肝止痛，白术、甘草固护脾胃。二诊时，疼痛自感虽减，肝气得疏，但中阳不健，遂改建中之法，用党参、黄芪、炒白术、茯苓健脾，桂枝、干姜温中，砂仁性温行气和胃止痛。四诊时，因饮食不慎而胃感不适，诊时寒象不显，胃脘隐隐而痛，舌质红而有伤阴之象，方用沙参麦冬汤加减，方中虽有沉香、乌药之温行，但蒲公英、炒川楝子等苦寒之品，使之有行运之功而无温热之弊，全方寒温并用，胃疾得除。

慢性胃炎反复难愈者，西医认为多与幽门螺杆菌感染不能及时清除有较大关系，与中医胃热的存在相似。中药清热解毒对抑制和杀灭幽门螺杆菌有一定作用，如黄连、黄芩、蒲公英、白花蛇舌草、半枝莲、紫花地丁、左金丸等，可在辨证中参考使用。

案例二

张某，男，71岁，2017年10月12日初诊。

患者胃脘疼痛近半月，经在当地治疗无甚效果，现胃脘痛，口中和，食少，喜热饮。舌淡，苔薄，脉沉细。B超示双肾结石、肾盂积水、双肾囊肿。

辨证：脾阳亏虚，寒邪犯胃。

治法：温阳散寒，行气和胃。

处方：木香20克，厚朴18克，郁金20克，茯苓20克，高良姜18克，砂仁18克，延胡索12克，白附子24克，桂枝18克，炒白术30克，陈皮18克，白芍30克，炙甘草9克。三剂（配方颗粒剂）。

10月16日二诊：

上药服完后疼痛完全消失，精神转佳，食欲可。上方去延胡索，加党参20克。

按： 胃痛之患，因寒邪为患居多，而其根由为中阳不足，脾胃虚弱，寒从内生或饮食寒凉而难为中阳所运，寒邪凝滞，气机不畅，故而痛生。此患者年事已高，从其口中和、喜热饮、舌淡、脉沉可知其阳气衰微。方用白附子、桂枝、炒白术温补脾肾之阳，高良姜以温散寒邪，木香、厚朴、砂仁、延胡索、陈皮行气止痛。白芍、炙甘草柔肝缓急，亦可防止方中药物芳香太过而伤正。处方得当，所以得以速效。二诊痛止后，加入党参扶助中焦，以资巩固疗效。

案例三

马某，男，62 岁，2017 年 10 月 24 日初诊。

患者有多年的胃病史，本次胃脘痛已逾 1 周，自述痛不甚剧但无休止，饮食稍减，体倦乏力。舌淡，苔薄白，脉缓。

辨证：脾胃阳虚。

治法：温中健脾，和胃止痛。

处方：附子 24 克，干姜 20 克，炒白术 30 克，白芍 30 克，砂仁 18 克，木香 18 克，黄芪 30 克，桂枝 18 克，党参 30 克，炙甘草 9 克。三剂（配方颗粒剂）。

10 月 29 日二诊：

胃痛已止，食欲正常，余无特殊。既效，治疗大法同前而加减。

处方：附子 24 克，厚朴 18 克，陈皮 18 克，干姜 30 克，炒白术 30 克，党参 30 克，砂仁 24 克，木香 18 克，白芍 30 克，黄芪 30 克，炙甘草 9 克。三剂（配方颗粒剂）。

按：本例与前例病机相似，治疗大法也相同，处方微有改变，其效均佳。

案例四

吴某，男，74 岁，2017 年 12 月 25 日初诊。

患者有多年的胃病史，胃痛反复发作，常驻新疆工作，经新疆某医院胃镜及活检诊断为慢性萎缩性胃炎。经服多种西药无效。此次回川，寻求中医治疗。就诊时胃部隐痛不适，双眼睑微水肿。食欲一般。舌质淡，苔薄白。

辨证：脾胃虚寒。

治法：温中散寒止痛。

处方：附子 30 克，干姜 30 克，砂仁 24 克，木香 18 克，厚朴 24 克，茯苓 20 克，白术 30 克，陈皮 18 克，肉桂 12 克，吴茱萸 9 克，甘草 9 克。三剂。

三剂后，胃痛止。嘱其散剂长服以巩固疗效。

处方：黄芪 120 克，党参 100 克，白术 80 克，麦芽 50 克，陈皮 30 克，白芍 80 克，砂仁 60 克，大枣 50 克，共为细末。每日两次，每次 3～5 克。

按：萎缩性胃炎，系胃炎反复发作后，伴有黏膜腺体萎缩者，部分可肠化，病程长，治疗有一定难度。有医者多以清胃、滋养胃阴为治疗大法，如沙参麦冬汤、益胃汤等。其实，我认为萎缩性胃炎治疗还是应以辨证为前提，视其情况而定，此例患者临证时未见有胃热象而以虚寒显，故治疗以温胃散寒而痛止，未被常识所囿囿。

有医家文献报道认为慢性萎缩性胃炎伴肠化或痘疹样变者与瘀血阻滞相关，符合清·叶天士认为"病初在经，久痛入络"的病机特点，故于辨证处方中加入活血化瘀之品，如三七、郁金、莪术、焦山楂、赤芍等，经坚持治疗后，病理切片证实胃黏膜产生了明显的修复改变，可资参考。

案例五

陈某，女，59岁，2016年7月12日初诊。

自述胃脘部疼痛4天，自行药店购治胃药口服，疼痛不减，心下痛而胀满，压之更甚，食欲减少，乏力，头胀，口苦。舌稍红，苔黄腻，脉弦数。

辨证：湿热中阻，气机不畅。

治法：化湿行气，和胃止痛。

处方：白豆蔻18克，苍术27克，厚朴18克，砂仁18克，茯苓20克，木香18克，广藿香30克，草豆蔻18克，佩兰20克，白术20克，甘草6克。二剂。

7月14日二诊：

上方二剂后胃痛大减，精神转佳，进食增加，续以四君子、保和丸出入善后。

处方：党参30克，炒白术18克，茯苓15克，陈皮12克，麦芽15克，枳壳12克，广藿香18克，建曲15克，甘草3克。三剂。

按：本证为感受湿邪，稽留中焦，气机不畅所致胃痛，方中广藿香、佩兰、白豆蔻芳香化湿，二术、草豆蔻燥湿和中，厚朴、砂仁、木香行气止痛。该患者虽可见热象而未用清热之品，源于湿化则热自消之故。湿邪伤脾，故痛止后，二诊加以健脾和中之品以绝生湿之源。

案例六

谢某，女，79岁，2018年1月1日初诊。

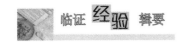

患者自述胃脘部隐痛不适 5 天，曾在某县医院住院 3 天治疗，疼痛未见有好转，出院后，经人介绍来就诊。就诊时上腹近心窝处隐隐作痛，牵连脘下肚脐周围亦痛，按之痛甚，腹稍胀，食少，大便如常。舌淡，苔薄白，脉沉迟。

辨证：脾阳亏虚，寒凝肝经。

治法：温阳散寒止痛。

处方：附子 24 克，酒白芍 30 克，砂仁 24 克，陈皮 18 克，厚朴 18 克，炮姜 24 克，桂枝 12 克，黄芪 30 克，茴香 18 克，大枣 20 克，炙甘草 9 克。三剂（配方颗粒剂）。

1 月 11 日二诊：

脘痛及腹痛消失，食欲增加，一般情况好，有腰痛史，上方去茴香，加杜仲 30 克。

按： 患者高龄，脾肾阳不足，阳虚生寒，寒凝气滞，肝经受邪，故脘腹隐隐，痛引脐周，胀满不食。舌淡主虚，脉沉迟为寒邪居中之象。因痛及脐周，有肝寒之征，故方用建中汤加附子温中补脾肾，炮姜、茴香、砂仁温散肝脾之寒，并能行气止痛，标本兼顾，所得良效。临床如寒重而痛甚，尚可用沉香末、肉桂末吞服。

案例七

张某，女，51 岁，2018 年 2 月 26 日初诊。

患者自述前 1 日，因多食糯米饭，晚间即感上腹隐痛，逐步加重，如腹内有气扯痛一般，后来发展为剧烈疼痛，直到今日疼痛不减，遂来医院就医。就诊时痛在上腹剑突下，按压痛甚，大便未行。B 超提示胆囊胆固醇沉积、脂肪肝。胃镜未做。余无特殊不适。舌淡不红，脉稍弦。

辨证：寒气袭胃。

治法：散寒行气止痛。

处方：砂仁 24 克，酒白芍 40 克，高良姜 24 克，木香 24 克，香附 30 克，延胡索 30 克，枳壳 30 克，干姜 30 克，茯苓 30 克，肉桂 12 克，炙甘草 6 克。二剂。

3 月 1 日二诊：

患者服上方二剂后，胃脘痛基本消失，现胃部稍感胀，余无不适，今要求巩固疗效。以香砂六君子汤加减善后，三剂。嘱其注意不可暴饮多食。

按：此证虽为饮食所伤，实为寒邪袭胃，复为饮食而诱发气机阻滞所致。寒凝气滞，饮食难行，其本为寒气为患，"治病求本"，故以良附丸加味温中散寒，配以砂仁、木香、枳壳行气，芍药甘草汤缓急止痛。

案例八

魏某，女，55 岁，2020 年 10 月 3 日初诊。

患者有慢性胃痛史，本次疼痛发作已逾 2 月，在本院经胃镜检查诊断为慢性胃炎、胃溃疡（恢复期）、十二指肠炎。观前医处方，用雷贝拉唑、地红霉素、阿拉坦五味丸、蒲地蓝口服液等，胃痛不止，遂来我处要求中药治疗。就诊时胃痛隐隐，稍胀，食欲不佳。舌淡，苔白腻，脉沉。

辨证：寒湿困脾，气机阻滞。

治法：温化寒湿，行气止痛。

处方：砂仁 25 克，生姜 20 克，法半夏 20 克，陈皮 15 克，桂枝 15 克，白芍 30 克，高良姜 30 克，厚朴 30 克，茯苓 15 克，建曲 15 克，广藿香 30 克，白术 30 克，炒麦芽 15 克，紫苏叶 20 克，甘草 6 克。四剂。

10 月 6 日二诊：

患者服药三剂后，疼痛已止，食欲增加，精神好转，要求续药。舌淡，苔薄，脉沉细。续上方，去紫苏叶、白芍加党参 30 克。

按：消化性溃疡可由胃酸过高引起，近代研究发现幽门螺杆菌是造成其发生的致病菌，因此，清除细菌感染、制酸、保护胃黏膜是治疗消化性溃疡的重要手段。前医迭进制酸、清热解毒之品，效果不佳，究其原因，未辨证是其弊端，其所用成药偏于苦寒。患者苔白而腻，脉沉而不数，乃寒湿中阻之征，故治疗应以温药散寒，除湿行气为法。其中桂枝、高良姜温中，二陈汤、广藿香、紫苏叶化湿除湿，砂仁、白芍、甘草行气解痉止痛，生姜、建曲、炒麦芽健胃和中，故寒消湿去而痛止。故可见，虽然有西医之诊断，但仍然需按照辨证论治之法遣方用药，其效方佳，不可见其"炎症"而滥用清解之品。

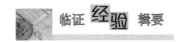 **呃　逆**

　　呃逆，古称"哕"，为胃气上逆动膈所致，呃逆发作，喉间呃呃有声，不能自制。

　　在元以前称本病为"哕"，并认为其病机为胃、肺之气上逆所导致。《灵枢·口问》："谷入于胃，胃气上注于肺。今有故寒气与新谷气，俱还入于胃，新故相乱，真邪相攻，气并相逆，复出于胃，故为哕。"元·朱丹溪改"哕"为"呃逆"，明·张景岳认其说，后称"呃逆"至今。

　　病机上，呃逆的发生总与"气"相关，但有虚实之别。实证者因寒邪袭胃，或热邪侵扰，或肝气郁结横逆犯胃，或饮食不节，致胃气不降，动膈而逆。虚证者或为中阳不足，胃失和降；或胃阴不足失其濡养，虚气上逆；亦或病深及肾，肾气失于摄纳，浊气上逆动膈。

　　呃逆的治疗应本着辨证求因的原则，实则泻之，虚则补之，寒则温之，热则寒之。虽说可用镇逆止呃之方，如橘皮竹茹、丁香柿蒂汤之类，但应以"治病不离因"为前提，方能奏效。《景岳全书·呃逆》曰："凡杂证之呃，虽由气逆，然有兼寒者，有兼热者，有因食滞而逆者，有因气滞而逆者，有因中气虚而逆者，有因阴气竭而逆者，但察其因而治其气，自无不愈。若轻易之呃，或偶然之呃，气顺则已，本不必治。惟屡呃为患，及呃之甚者，必其气有大逆，或脾肾元气大有亏竭而然。然实呃不难治，而惟元气败竭者，乃最危之候也。"的确，临床上，呃逆如发生在一些重病的后期，如严重中风、肾功能衰竭晚期、多器官功能衰竭等情况下，往往提示病情较重，是患者临终前的表现之一，临证时不可不知。

案例一

　　叶某，男，93岁，住院患者，2015年12月初诊。

患者因"脑梗死"住院，入院后呃逆不止已经7日多，白天发作频频，中途无停止之时，即使是睡眠状态也发呃逆，两年前曾有类似发作，经服中药停止。此次经西药镇静等治疗呃逆不减。就诊时呃逆声低，食欲减退，大便3日未解，入院前也需要服番泻叶方能解大便。舌红，苔黄干，脉沉细。

辨证：气阴两虚，胃气上逆。

治法：益气养阴，和胃降逆。

处方：麦冬20克，红参20克，竹茹30克，半夏18克，天冬20克，陈皮18克，瓜蒌皮18克，旋覆花20克（包煎），代赭石30克，玉竹30克，地黄30克，牡丹皮15克。二剂。

服药后呃逆依旧同前，大便不行已5日，苔黄黑而厚，考虑证为腑气不通，胃失和降。治疗应通腑泻浊，兼顾正气。

处方：大黄12克，枳实20克，厚朴20克，陈皮20克，茯苓30克，红参15克，白芍50克，代赭石30克，莱菔子20克，法半夏15克。二剂。

患者服一剂后，呃逆减轻，晚间基本停止，白天偶有发作，大便已解少许。再剂，呃逆停止，黑苔渐化，患者未有气伤表现，可少许进食。

按：该患者年事已高，先虑其胃气不降又不耐攻伐，药以益气养阴和胃，效果不佳。二诊改以通腑之法，先祛其邪以解当务之急，故用承气汤加益气之品通腑气，一剂而平，再剂而愈。

案例二

邓某，男，40岁，2017年2月12日初诊。

患者呃逆不断已经1周，昼夜不休，晚上睡觉时也因呃逆而苏醒，甚为苦恼，先后经多次就医，无甚效果。就诊时呃声频频，声音响亮。平素身体强壮，嗜酒。舌边红，苔薄黄，脉大有力。X线片示肺、膈无异常发现。

辨证：肝胃蕴热。

治法：清热降逆，解痉止呃。

处方：竹茹30克，法半夏15克，黄连12克，蜈蚣4克，全蝎6克，龙胆草20克，白芍30克，栀子12克，甘草3克。二剂。

2月15日二诊：

经服上方后，呃逆依旧，其势未减。仔细询诊，患者舌虽红但不甚渴饮，大便通畅不结，脉虽大而不数。所患呃逆疑为寒气所致，续改弦更张，从寒治之。

治法：温胃降逆止呃。

处方：法半夏20克，吴茱萸12克，旋覆花30克，陈皮12克，茯苓20克，生姜20克，丁香9克，白术20克，代赭石30克，甘草3克。二剂。

服一剂后呃逆减轻，再剂而止。

按：患者体质强壮而呃逆，舌边红，苔黄，系肝、胃热郁之象，但清胃解痉之品无效。细诊之，患者虽舌红苔黄但不渴饮，大便亦不秘结。病乃胃中寒客，膈气上逆使然，故二诊以温药散寒平逆为治获效。

虚、实、寒、热论理不难明了，但临床变化无常，往往假象容易掩盖真实，给医者带来困惑。以上两例均是如此。记得在读古医案时，有一记载：一老年患者腹泻清稀旬日，体倦，形寒肢冷，脉沉细。前医以参、术、附、姜等迭进，泄泻依然。后细斟酌。便虽稀但臭秽，脉虽沉细但耐按。考虑为热结肠道，与旁流相似，后以小承气汤而愈。

我在临床上也曾治一中年女性，患胃脘痛多年，反复发作，剑突下痛而压之更甚，饮食一般，身体不丰，口干，嗳气后脘痛稍舒。大便如常，小便微黄，肢不冷。舌边红，苔薄黄。考虑为肝气郁结、郁而化热犯胃，治以丹栀逍遥散加解为治，多剂而效果不佳。后询问得之，其胃痛而不耐进冷饮，喜食热饮。后方续用理中汤加减，二剂而胃痛止。

有医学院学生来我处习诊，多喜抄录我之处方，而忽略医者对患者病情的认识、分析。我对他们说，固然医者的处方有值得借鉴的地方，少数也可能对某病有特殊的疗效，有的药搭配或用量有个人的理解，但这绝不是临证的关键！中医八纲辨证，看似简单明白，书上也清楚地告诉了如何通过临床表现而区分，但真正能在每一个患者处理时辨证准确则非易事，即使是有多年经验之医生在复杂时也需仔细辨别，方能少误，有时还需试诊之后，方得真谛。患者之叙述是否清楚？其中有价值的东西是什么？医者对患者表现的认识，舌、脉的解读如何？对于证候矛盾之时的取舍如何？最后辨证结论正确与否？至于选方用药是否为前面分析后的结果，前面的问题没有搞清楚，只是后面的结果有用吗？古人告诫无犯"虚虚、实实""寒寒热热"，把握大方，方为大道，实乃真知灼见。

嘈杂

嘈杂，系胃疾的一特殊表现形式，与常见胃病表现为痛、胀、吐酸等不一样，患者往往难以形容，表现为上腹难受或不适感，莫可名状。《景岳全书·嘈杂》曰："嘈杂一证，或作或止，其为病也，则腹中空空，若无一物，似饥非饥，似辣非辣，似痛非痛，而胸膈懊，莫可名状，或得食而暂止，或食已而复嘈，或兼恶心，而渐见胃脘作痛。"张景岳把嘈杂一证的表现描述得非常形象，临床见到的一些患者，其表现的确如此。西医没有这一病名，医者有时误诊为心脏疾患，亦有诊断为胃神经症、癔症者。我在临证中见到一些胃炎、胃下垂患者有类似描述。也有的患者不一定确诊为胃部疾病，其叙述难受的部位比较广泛，在胸及上腹之间，不能定位，与进食似乎也没有明确的关联性。

嘈杂一证据古籍记载其发病原因，可因痰火或脾胃虚弱造成，《丹溪心法·嘈杂》："嘈杂，是痰因火动，治痰为先。"如果为脾胃虚弱或血虚失营所导致嘈杂，临证时可辨而治之。

案例一

陈某，男，68岁，2018年9月13日初诊。

患者述心下不适，不能具体描述其表现，自感稍觉饥饿感，不痛，心烦不安，饮食尚可，大便正常，无呃逆及反胃，如此已十余日。有高血压旧疾。来诊前曾在另一医院治疗，先以冠心病治疗，输注"硝酸甘油"等，无效。就诊时，其家属陪伴，患者心烦意乱，于胸腹间乱抓，皮肤上可见指甲抓痕。询其症状，言腹中难受。于是仔细触诊，当触摸按压上脘处，患者述不适感加重，眉头紧缩，余无特殊。舌淡，苔薄白，脉细弱。此为嘈杂之证，乃由中焦虚弱，胃中不和使然。

辨证：脾胃气虚。

治法：益气和中。

处方：党参 30 克，白术 30 克，砂仁 18 克，陈皮 12 克，茯苓 20 克，麦芽 15 克，白芍 30 克，大枣 15 克，枳壳 12 克，甘草 6 克。三剂。

患者服完一剂后，即感心下不适减轻，未再心烦意乱。服完三剂后，症状完全消失。

案例二

饶某，男，55 岁，2019 年 10 月 12 日初诊。

患者素体尚健，但有一疾已 1 年有余，述其胸及脘间痞满不适，感觉有物压着一般，偶尔轻微咳嗽，饮食不减，时时泛恶，呃逆后可舒，面色不华。查其体，胸间无其触痛，上腹压之稍感不适，二便正常。心电图、胸部 X 线片无特别发现。舌质淡，苔薄白微腻，脉滑。

辨证：痰饮中阻。

治法：温化痰饮。

处方：附子 18 克，桂枝 12 克，茯苓 20 克，陈皮 12 克，生姜 15 克，枳壳 18 克，薤白 15 克，降香 12 克，砂仁 15 克，厚朴 18 克，甘草 3 克。二剂（配方颗粒剂）。

患者服完二剂后症状减轻，续服四剂，症状基本消失。

按： 在门诊时，曾多次遇到类似患者，如果仔细检查，触诊时患者都能感上腹不适，难受加重；有消化道症状。一般通过益气健脾，养胃和中，或温化痰饮，或温中健脾，其嘈杂现象都能得以解除，呕吐、恶心可加入生姜、京半夏；脘痞可加入厚朴、莱菔子，重用枳壳；苔腻加入广藿香、白豆蔻、麦芽、郁金；兼热者，可加入栀子。如为血虚所致嘈杂，可见唇舌不华，心悸虚烦，失眠多梦，脉细弱等，治疗应以养营益气等法，如八珍汤、归脾丸，方中加入养心和中之品即可。

腹 痛

腹痛是指胃脘以下、耻骨毛际以上部位发生疼痛为主要表现的临床病证。

腹部范围广泛，因是足三阴经、足少阳经、手阳明经、足阳明经、冲脉、任脉、带脉等经脉循行之处。肝、脾、肾、大肠、小肠、膀胱、胞宫等脏器居中。无论外邪所袭、饮食所伤、脏器虚损、肝气郁结、血行不畅，均可导致脏腑功能失调，气血郁滞，络脉痹阻而疼痛发作。

急性腹痛发作，可见于现代医学中的急性胰腺炎、不全性肠梗阻、肠粘连、胃肠痉挛、腹膜炎、肠系膜病变、阑尾炎、泌尿系结石、妇科急症、肠道寄生虫等。慢性腹痛可见于肠道慢性炎症、腹腔内淋巴结炎症、脏器肿瘤等。

临床所见因寒、热、气滞导致腹痛，起病较急，疼痛剧烈。脏器虚损者，病程较长，痛势稍缓而绵绵。

治疗本着"以通为用"的原则。因寒则温通；因热则通腑泄热；因气滞则行气通络；因瘀则行瘀通闭；因伤食则化食导滞；因虚寒则温补通阳。

案例一

黄某，女，68岁，住院患者，2018年2月21日初诊。

因上腹疼痛住内科，患者入院时全腹疼痛，经西药治疗后上腹疼痛好转，两天后转为下腹近耻骨上疼痛，经肠镜、超声检查肠道、肝、胆、胰腺、子宫、附件均未发现特殊改变。曾使用多种止痛药物治疗，腹痛依然。2月27日患者腹痛较剧，邀中医治疗，刻诊：腹痛主要集中在少腹正中部位，不矢气，大便正常。查体腹部软，不拒按，喜热饮，面色不华。舌红无苔，脉不数。

辨证：寒滞肝脉，气滞血瘀。

治法：温经散寒，行气活血止痛。

处方：柴胡30克，白芍60克，乌药20克，香附30克，延胡索30克，五灵脂20克，生蒲黄20克，厚朴30克，砂仁20克，青皮30克，郁金20克，枳壳30克，茴香18克，炙甘草6克。一剂。

2月28日二诊：

患者疼痛消失，精神转佳，面色稍红润。

按：因感受寒邪容易发生疼痛。寒性收引、凝滞，易造成气机不畅，血液闭阻，而小腹为肝脉之所过，寒客肝经，故少腹疼痛。方中用砂仁、乌药、茴香温肝散寒祛邪，柴胡、青皮、香附疏肝解郁，失笑散合延胡索、郁金祛瘀止痛，芍药甘草汤柔肝缓急。治法、处方恰中病机，故得痛止症消。

案例二

张某，女，60岁，住院患者，2015年11月5日初诊。

患者因腹痛，经检查符合急性胰腺炎诊断，入院后经禁食、胃肠减压、抗菌、解痉等处理后，疼痛缓解不理想。刻诊：腹痛，腹胀，精神差，面色黄，巩膜无黄染。舌边红，苔黄微腻。

辨证：湿热蕴结肠道，气机不畅。

治法：清热化湿，行气止痛。

处方：以连朴饮加减，鼻饲分服，一剂。

11月6日二诊：

患者自述腹痛不减，整夜未眠，全腹压痛拒按，询其大便已三日未行。舌质红，苔黄腻、少津，脉弦滑。

辨证：热结肠道，腑气不通。

治法：通腑泄热，行气止痛。

处方：大黄15克（后下），柴胡18克，芒硝15克（兑服），槟榔20克，枳实20克，陈皮20克，厚朴25克，木香18克，白芍20克。一剂。从鼻饲管内分次推入。

当晚大便1次，第二日疼痛止，腹胀消，未再呻吟，面色黄。以后此法加减治疗，痊愈出院。

按：急性胰腺炎发作，其症持续，腹痛剧烈，腹胀拒按，大便秘结不行，小便短赤，可伴发热、黄疸等。一般可见舌红，苔黄燥或黄腻，热不重者苔可白腻。脉弦数或滑数。辨证一般符合阳明腑实证的表现，治疗可用大承气汤、大柴胡汤（黄疸明显者）加减治疗。其中大黄为主药，可通腑气泄热，荡涤肠道实热积滞，现代研究其有效成分为蒽醌衍生物，以大黄酸、大黄素和芦荟大黄素抗菌作用较强，体外实验证明对葡萄球菌、链球菌、志贺菌、结核分枝杆菌、白喉棒状杆菌、伤寒沙门菌、副伤寒沙门菌有抑制效果，其原理是蒽醌衍生物对细菌的核酸和蛋白质的合成有明显抑制作用，另外还可以清除内毒素，还有利胆、改善肾功能和消炎止痛作用。临床使用需后下，根据病情轻重可用10~30克，以大便通泄为度。芒硝可助大黄泄泻，一般选兑入药液中，据观察，使用芒硝后，通下效果更迅捷，可不拘泥于大便燥结一症，只要具备肠道实热即可配合大黄使用。

案例三

周某，女，53岁，2017年6月12日初诊。

患者述小腹疼痛不适2月左右，呈阵发性加重，平时也有隐隐作痛，以小腹偏右则更甚，大便每日1次成形，经B超、结肠镜检查，未见特殊阳性结果。也曾服中西药治疗，腹痛未见改善。就诊时疼痛依然，触诊未及包块，矢气后疼痛可稍缓解，不喜凉饮。舌质淡，苔薄白，脉沉。

辨证：寒滞肝经，肝气失疏。

治法：温散寒邪，行气止痛。

处方：小茴香15克，乌药15克，干姜20克，陈皮15克，延胡索15

克，沉香 12 克，枳壳 20 克，白芍 30 克，桂枝 12 克，郁金 15 克，炙甘草 6 克。三剂。

6 月 16 日二诊：

服完上方后，自觉矢气较以往多，腹痛大减，饮食如常，续用上方加白术 30 克，砂仁 15 克。三剂后疼痛完全消失。

按：方中桂枝、干姜温经散寒，小茴香、沉香、乌药性温而能行气，尤对肝经失疏，痛在小腹者更为适合，气滞则血瘀，故配延胡索、郁金化瘀通脉，白芍配炙甘草可缓急止痛。

案例四

刘某，男，63 岁，2016 年 4 月 6 日初诊。

患者有 1 年左右之腹痛，以肚脐及小腹为主，腹痛不剧，大便时更甚，大便不成形，少许黏液，稍感腹胀。肠镜检查显示慢性结肠炎。无脓血便，患者体质尚可，冷热食均可进，但不喜冷食，腹部未扪及包块，小腹按压痛，以左下腹更明显，矢气后可稍缓解。舌质红，苔腻黄白相兼，脉弦。

辨证：此为寒湿阻于肠道，郁而化热，湿热胶结，寒热错杂，肠道气机不畅所致。

治法：寒热同治，燥湿行气。

处方：乌梅 30 克，苍术 20 克，干姜 15 克，黄芩 15 克，白芍 30 克，木香 15 克，山楂 15 克，粉葛 30 克，陈皮 12 克，茯苓 15 克，地榆 20 克，甘草 6 克。三剂。

4 月 9 日二诊：

患者服毕上方三剂后，腹痛缓解，大便也较前稍成形。舌淡红，苔薄黄腻。寒热初解，气机得行，效不更方，续上方加入草豆蔻 18 克，广藿香 30 克，法半夏 16 克。三剂。

4 月 13 日三诊：

腹痛已止，大便每日 1 次，饮食好，续以参苓白术散加减煎服以资巩固疗效。

处方：党参 30 克，炒白术 30 克，茯苓 20 克，山楂 15 克，陈皮 12 克，莲子 30 克，山药 30 克，白芍 20 克，大枣 15 克，生姜 3 片，甘草 3 克。五剂。

按： 本例腹痛为慢性结肠炎所致，病情复杂，寒热共存，湿与热阻于下焦肠道，气机为之不行，故泄泻不畅，腹痛，矢气而痛减，历经 1 年余而不愈，苔腻而黄白相兼，便下黏液均为湿滞之征。治疗仿仲景泻心汤法，寒温并用，黄芩、地榆清热解毒，干姜、苍术温经燥湿，木香、陈皮行气止痛，白芍、甘草柔肝缓急。其中乌梅一味，《本草纲目》曰："敛肺涩肠，止久嗽泻痢，反胃噎膈，蛔厥吐利。"对于临床久泻、久痢，本品酸涩入大肠经，有良好的涩肠止泻痢作用，为治疗久泻、久痢之常用药。乌梅水煎剂在体外对多种致病性细菌及皮肤真菌有抑制作用；能抑制离体兔肠管的运动；有轻度收缩胆囊作用，能促进胆汁分泌；在体外对蛔虫的活动有抑制作用；对豚鼠的蛋白质过敏性休克及组胺性休克有对抗作用，能增强机体免疫功能。泄泻日久，阴液暗耗，乌梅可收敛阴液。

案例五

唐某，女，48 岁，2016 年 7 月 29 日初诊。

患者 10 年前因腹痛腹泻，经结肠镜检查诊断为非特异性结肠炎。之后，反复腹痛，大便不成形，小腹隐痛。诊前在某医生处用行气清热药多剂无效。今便稀，每日 2~3 次不等。苔薄微腻，脉沉。

辨证：脾肾阳虚，湿滞肠道。

治法：温肾健脾，涩肠止泄。

处方：附子 18 克，干姜 20 克，白术（炒）30 克，芡实 30 克，茯苓 20 克，白芍 30 克，党参 30 克，莲子 30 克，赤石脂 30 克，五倍子 18 克，草豆蔻 18 克，甘草 9 克。三剂。

8 月 1 日二诊：

上方服完三剂后腹痛减轻，大便较前成形。上方加小茴香 12 克，附子改为 24 克。四剂。

8月21日三诊：

服上药后，自觉腹痛缓解停药。最近大便又不成形，每日3～5次不等，腹痛不甚。舌质淡，苔薄白。

辨证：脾虚湿阻。

治法：健脾除湿。

处方：党参30克，苍术27克，白术30克，茯苓30克，猪苓20克，厚朴18克，草豆蔻18克，芡实30克，莲子30克，薏苡仁30克，木通10克，黄芪30克，泽泻20克，木香18克。三剂。

8月25日四诊：

自述大便较前大为好转，腹痛已除，要求巩固治疗。续8月21日处方为丸，嘱其避辛辣、生冷、肥腻之品。

按：该患者患慢性结肠炎多年，清热解毒之药枉效，舌、脉可见虚象，故一、二诊考虑为脾肾阳虚，经健脾温阳涩肠等，只有小效。三诊时分析患者病情及年龄、体质等因素，考虑当下患者主要为脾虚失运，湿阻肠间使然，故以参、芪、术健补脾气，莲子、芡实健脾涩肠，苍术、草豆蔻、厚朴燥湿和中，二苓、泽泻、薏苡仁、木通利湿分消。全方以中焦为重点，脾健除湿，其泻止而腹痛停。本例与上例同为腹痛与便不成形，其治法大有区别。

案例六

彭某，女，46岁，2019年12月24日初诊。

患者2013年因小腹痛经反复多次检查诊断为子宫腺肌症、卵巢子宫内膜异位症、肠粘连、痔疮。曾住院治疗，小腹痛终不能缓解。严重时，异常痛苦，曾有厌世之思。刻诊：其疼痛在小腹左右两侧，大部分时间在右侧，伴小腹胀，不矢气。舌淡，苔薄白，脉沉。

辨证：寒滞肝经，气滞血瘀。

治法：温经散寒，行气活血。

处方：桂枝18克，附子30克，白芍30克，延胡索20克，茯苓30克，白术30克，干姜30克，炒川楝子20克，小茴香24克，青皮20克，砂仁 24 克，柴胡 30 克，厚朴 24 克，甘草 6 克。三剂。

2019 年 12 月 27 日二诊：

腹痛、腹胀大减，肛门矢气，续上方加莱菔子 30 克，乌药 24 克。三剂。

2019 年 12 月 31 日三诊：

腹痛消失，精神好，自觉信心增加，要求巩固治疗。

处方：附子 30 克，肉桂 12 克，白芍 30 克，当归 20 克，延胡索 20 克，蒲黄 30 克，乌药 30 克，五灵脂 30 克，香附 30 克，干姜 30 克，白术 30 克，茯苓 30 克，柴胡 30 克，甘草 9 克。四剂。

2020 年 5 月四诊：

疼痛再次发作，但比以前为轻，舌、脉未见特殊改变，治疗以桂枝茯苓丸合失笑散加减。

处方：桂枝 15 克，茯苓 30 克，牡丹皮 15 克，赤芍 30 克，五灵脂 30 克，蒲黄 20 克（包煎），乌药 20 克，制香附 15 克，延胡索 20 克，甘草 6 克。三剂，水煎服。

再诊时，腹痛已消失，续上方五剂巩固治疗。

按：患者因子宫腺肌症致腹痛多年不愈，其疼痛在小腹两侧，以右侧为甚，少腹为肝脉所过之处，因寒邪滞留，肝气郁结而致血脉瘀阻，故腹痛，腹胀。治疗当以温阳散寒，行气活血为法。经治疗后腹痛消失。

子宫腺肌症多伴有附件囊肿等，其表现腹痛最为常见，月经紊乱、不孕等可以伴发，属于中医学"瘀证"范畴，治疗以行气活血化瘀为主要大法，可以选桂枝茯苓丸加味，腹痛甚合失笑散，瘀重加乳香、没药、血竭，肝郁加柴胡、香附、青皮，兼寒加小茴香、干姜、沉香等。

曾目睹一名老中医推荐一治疗"子宫内膜异位症"处方，现附录，供同道参研：三棱 10 克，莪术 15 克，丹参 25 克，当归 20 克，芍药 25 克，延胡索 20 克，金铃子 15 克，炒香附 20 克，桂枝 15 克，茯苓 20 克，怀牛膝 20 克，醋制鳖甲 30 克，甘草 3 克，水煎服。

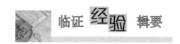

案例七

兰某，女，50岁，2020年8月26日初诊。

患者因腹痛、腹胀10天左右，在院外治疗效果不佳，8月20日来住院治疗，入院时伴有反酸、呃逆等，腹痛范围广泛，剑突下及脐周均有压痛，X线片示腹腔气体较多，原有高血压史。入院诊断：不全性肠梗阻、原发性高血压。入院经输液等对症治疗，腹痛未有减轻，8月23日住院医生考虑肠道不通畅，气体较多，用中药治疗。处方：柴胡15克，枳壳30克，香附15克，陈皮18克，白芍30克，延胡索15克，酒大黄10克，厚朴15克，甘草6克。二剂。

患者服药二剂后，腹痛未有明显减轻，因病有数天未见好转，家属颇有微词。26日邀我诊之，细问病史，患者云：病前食雪糕一块后出现腹痛，之前未有类似发作，肛门每日可有排气，每日有少许大便排出，食较少。触其腹疼痛集中在肚脐周围，未扪及包块等物。舌质淡，苔薄白，脉细弱。

辨证：寒滞肝经。

治法：温阳散寒止痛。

处方：肉桂12克，白芍60克，小茴香20克，砂仁25克，延胡索20克，附子20克，干姜30克，陈皮15克，乌药20克，木香20克，炙甘草6克。二剂（配方颗粒剂）。

第二日查房，患者云，已服药一剂，现腹痛已止，食欲改善，大便今晨亦解。嘱继续服药，过日再诊，腹痛未再发作。

按：此患者由进寒凉食物引发腹痛，肝脉绕脐，寒邪停留肝脉，气机为之不畅，故腹痛腹胀而作，西医无寒、热之论，故西医学者容易忽略其病因。住院医生虽然也行气止痛，但重点考虑泄腑通便，大黄苦寒，与病因相背。我诊后用肉桂、干姜、附子辛热散寒邪，砂仁、小茴香、乌药、木香、陈皮温经行气，延胡索活血化瘀，重用白芍配炙甘草柔肝解痉止痛。

奔豚气

奔豚气，古病名，是指患者自觉有气从少腹上冲胸咽的一种病证。由于气冲如豚（猪）之奔突，故名奔豚气。《金匮要略》列为独立疾病论述，现《中医内科学》再未单列此病证，但临床确实可见以此种表现就诊之病患，是否会与现代医学的神经症、冠心病等有类似症状者，值得讨论。

本证临床表现多样，但难有可得之体征，以自觉气从少腹上冲胸咽为主要症状特征，发作时，常伴见腹痛、胸闷气急、心悸、惊恐、烦躁不安，甚则抽搐、厥逆，或少腹有水气上冲至心下，或兼有乍寒乍热之表现。

本证主要是由于七情内伤，寒水上逆所致。因冲脉起于下焦，循腹部至胸中。因气、寒、水循冲脉逆行则可见上述证候。

如为七情内伤，肝肾气逆型，治则平肝理气降逆，以奔豚汤加减。寒水上逆型，治则温阳行水，理气降逆，以茯苓桂枝甘草大枣汤加减。

案例

冷某，男，68岁，2016年10月25日初诊。

患者自述剑突下跳动1月有余，发作时有如气涌动，从下而上，期间可有休止之时，不感觉疼痛，但自觉不舒服，心中难受，曾在院外行心电图等检查无特别异常，服中药数剂，亦无甚效果。就诊时脉弦，舌质淡，苔白微腻。

辨证：肝气郁结，痰饮内停。

治法：疏肝解郁，温阳化饮。

处方：茯苓 50 克，龙骨 40 克，牡蛎 40 克，白术 30 克，白芍 30 克，法半夏 15 克，陈皮 18 克，泽泻 20 克，桂枝 8 克，炙甘草 9 克。加味逍遥胶囊 1 盒，每日两次，每次 3 粒。

10 月 27 日 二诊：

剑突下跳动次数大减，口苦，苔稍黄腻，脉弦。痰饮热化，上方去桂枝，加豆蔻 18 克，薏苡仁 30 克，黄连 6 克，厚朴 18 克。三剂而诸症消失。

按：《金匮要略·奔豚气病脉证治第八》曰："奔豚病，从少腹起，上冲咽喉，发作欲死，复还止，皆从惊恐得之。"认为该病的发生与情志有关，因惊恐忧思损伤肝肾，导致气冲逆而上，亦可下焦素有寒水，复因汗出过多，外寒侵袭，汗后心阳不足，肾脏阴寒之水气乘虚上逆，以致气从少腹上冲，直达心下。原文所例三方：奔豚汤方（甘草、芎䓖、当归各二两，半夏四两，黄芩二两，生葛五两，芍药二两，生姜四两，甘李根白皮一升），桂枝加桂汤方［桂枝五两，芍药三两，甘草二两（炙），生姜三两，大枣十二枚］，茯苓桂枝甘草大枣汤方［茯苓半斤，甘草二两（炙），大枣十五枚，桂枝四两］①。

本案仿仲景法，用茯苓桂枝甘草大枣汤加味温化寒饮，加入龙骨、牡蛎平肝镇逆，二诊见其口苦，苔稍黄腻，痰饮热化，故去桂之温，加豆蔻、薏苡仁、黄连、厚朴清热化湿收功。因本病不常见，故录之。

———————————

①注：为遵从古方原貌，此处剂量单位斤、两、升不作换算，后同。

胃 热

案例

王某，女，83 岁，2017 年 12 月 12 日初诊。

患者自觉发热有 1 月左右，感觉有气至内向上冲，足底更感明显，牙龈红肿，不寐，口干且苦，无糖尿病史，其他检查未有阳性发现。舌红，苔黄，脉数。

辨证：分析其表现感觉不便诊断为中医一个病，于是从辨证角度考虑为心肾阴不足，阴虚火旺，心神被扰之象。

治法：养阴潜阳，清心安神。

处方：青蒿 30 克，鳖甲 30 克，知母 20 克，黄柏 18 克，牡丹皮 20克，珍珠母 40 克，茯苓 20 克，芦根 30 克，地黄 30 克，酸枣仁 30 克，栀子 20 克，黄芩 20 克，天冬 20 克。三剂（配方颗粒剂）。

12 月 18 日二诊：

用药以寒，自感发热减轻，口苦好转，仍牙龈肿痛，大便干结，舌红、苔薄黄。仔细辨之，应为阳明经、腑之热，续故改从清泄胃肠之热为治疗重点，方以泻黄散加减治。

处方：石膏 30 克，升麻 18 克，知母 18 克，黄连 12 克，地黄 30 克，牡丹皮 20 克，广藿香 30 克，芦根 30 克，天花粉 30 克，麦冬 20 克，栀子20 克，酒大黄 9 克。三剂。

12 月 21 日三诊：

经清胃泄热，其症状大见减轻，发热轻微，大便未下，牙龈红肿消退，脚心稍觉有发热，苔黄退。续上方加减再进。

处方：石膏 40 克，升麻 18 克，知母 20 克，黄连 12 克，地黄 30 克，牡丹皮 20 克，芦根 30 克，天花粉 30 克，麦冬 20 克，栀子 20 克，大黄 9

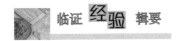

克，青蒿 20 克。三剂而愈。

按：该患者年事已高，推测肾气不足为情理之中，又恰逢冬季，表现为内热之象，用药一派清凉之品，当时颇为顾虑，但仔细诊脉，虽高龄，但脉仍然耐按，全无虚损之象，初诊养阴潜阳尚可接受，二诊纳入石膏、大黄、黄连、栀子等，实恐其寒过阳损，正气不支。三诊所见担心全未发生，而其证大减，正其谓"有故无陨，是无陨也"，诚然。

临证所见有青年人，其终年肢凉畏冷，气短乏力，精神萎靡，食欲减退，面白发枯，稍感寒气即头晕清涕，女子月经不调，经各项检查而无明显阳性异常，常年服药附、桂、姜而无见阳生。亦有高龄之人，虽其貌已老，但精神健硕，思绪清晰，食欲佳，动作协调，牙齿完整，肌肉不消，二便正常，逢夏季空调必开，其所受低温常人尚不耐受，而其却自感良好。从上可见，年龄只是判定诊断与处方的参考因素而已，不可机械而论，误导医者。

泄 泻

泄泻是以排便次数增多，粪便稀溏，甚至泻出如水样为主的病证，其中泄为便稀溏，病势缓，泻为水样之倾，病势急骤，两者因常不易截然区分，故合称为泄泻。

泄泻之疾，从《黄帝内经》即有"泄"的描述，如"濡泄""洞泄""飧泄""注泄"等。《难经》将其分为五种：胃泄、脾泄、大肠泄、小肠泄、大瘕泄。《伤寒论》中称谓"下利"。汉唐之前所论之"泄泻"包含了"痢"在内，未加区分。隋·巢元方《诸病源候论》始将泄与痢分论，认识到了"泄泻"与"痢"是为两种不同的病因与病机的疾病。宋以后书籍所言"泄泻"与现代所论"泄泻"意义相同。

造成泄泻的原因，由外邪者，主要为感受寒、湿、暑、热常见。由于内伤者，有肝气犯脾，脾失健运；劳倦内伤，脾气虚弱或脾阳不足，不能腐熟水谷；肾阳不足，命门火衰不能温煦脾土而泄泻。另外，饮食过量或食入不洁食物损伤肠胃也可致泄泻。

造成泄泻的原因虽多，但总以导致脾虚湿停，脾胃运化功能失调，肠道失之分清泌浊之能，传导功能失司，泄泻乃作。

泄泻治疗，病程短、病因单一的治疗较易。伤于寒湿者，解表散寒，芳香化湿，藿香正气散、胃苓汤可用。湿热所伤者，葛根芩连汤清热燥湿加减治之。伤于饮食者，如无兼夹，保和丸可用，食滞化热则需加入清热之品，如连翘、胡黄连等。内伤所致，病程长者，一般病情已不单一，所涉及脏腑较多，肝气犯脾则应肝脾同治，抑肝而扶脾，如痛泻要方。脾虚者，则健脾益气兼以除湿，如参苓白术散、六君子汤等。脾肾两损，则健脾补肾，或健中温阳，如附子理中汤、四神丸等。如为后期虚实同见，寒热夹杂者，治疗较为棘手，应以攻补兼施，寒温并用。

明·李中梓在《医宗必读》中提出了著名的治泻九法，可谓全面系统地论述了泄泻的治法，几乎囊括了中医对于急、慢性腹泻各个方面，可以有效地指导临床需要。

一曰淡渗。即使湿从小便而去，正如《黄帝内经》云："治湿不利小便，非其治也。"又云："在下者，引而竭之。"对于泄泻来势急暴，水湿聚于肠道，洞泻而下，唯有分流水湿，从前阴分利，利小便而实大便。药如茯苓、猪苓、薏苡仁、木通等成方，如胃苓汤。

二曰升提。气属阳，性本上升，对于脾胃气下陷，升麻、柴胡、葛根之类，成方补中益气汤等，鼓舞胃气上腾，则注下自止。又如地上涊泽，风之即干。

三曰清凉。此为湿热为病，暴迫下注，苦寒之剂，清热燥湿，即所谓热者清之，药如黄柏、黄芩、黄连之类。

四曰疏利。适用于痰凝气滞，食积水停所致泄泻者。临床如见腹痛泄泻，大便臭秽，嗳腐酸臭，脘腹痞满，舌苔浊腻，脉滑实。此时应采取消导法，选用消食导滞的药物以消食和胃，推荡积滞，如保和丸、枳实导滞丸之类。若因肝气郁结，腹泻每因情志因素而诱发者，则当疏肝理气，选用柴胡疏肝散、痛泻要方等方剂加减运用。若因瘀血阻滞而泻者，症见腹泻日久不愈，大便溏薄，腹痛固定不移，舌质暗淡或有瘀斑，当以活血疏利之法，如膈下逐瘀汤。

五曰甘缓。泻利不已，急而下趋，甘能缓中，善禁急速，所谓"急者缓之"。泄泻日久不愈，损伤脾胃，致脾胃虚弱，升降无权乃水反成湿，谷反成滞。"清气在下，则生飧泄"。临床可见大便时溏时泻，完谷不化，稍进油腻食物即大便次数增多，舌淡，苔白，脉细弱。此时宜采取甘缓法，选用味甘补益，和中缓急的药物以健脾益气，行气化湿，如参苓白术散等，若脾阳虚弱，阴寒内盛，或滑脱不禁，可用附子理中丸加味。

六曰酸收。久泻者，气散不收，气失统摄之权，则泄泻难已。酸之一味，能助收肃之权，正是"散者收之"，乌梅、石榴皮、五倍子等或桃花汤、真人养脏汤。

七曰燥脾。此为治泻最常用之法，即所谓运脾、健脾燥湿，《医宗必读》有"无湿不成泻"之说，如白术、苍术、豆蔻、半夏等。

八曰温肾。肾主二便，封藏之本，况又属水，真阳寓焉，所谓"寒者温之"，如四神丸之类。

九曰固涩。注泻日久，幽门道滑，虽用温补之剂，不能立刻奏效，这时适量应用固涩之剂，所谓"滑者涩之"，如赤石脂丸等。

案例一

王，女，78岁，2018年12月23日初诊。

患者有多年腹痛、腹泻病史，曾在多家医院治疗，效果不佳，2年前肠镜检查发现肠息肉，未切除，现腹痛在下腹，隐隐而作，大便不成形，泄泻呈糊状，每日3～5次不等，面色不华，稍感乏力，口苦。舌稍红，苔薄黄。就诊前已服中药（痛泄要方加减）十剂无效。

辨证：脾气虚弱，寒热蕴结肠道。

治法：健脾益气，寒温并用。

处方：乌梅30克，炒白术30克，小茴香12克，黄芩10克，黄连9克，干姜20克，乌药20克，白芍30克，葛根30克，陈皮12克，肉桂9克，党参30克，甘草9克。三剂。

12月26日二诊：

患者服上方三剂后，腹痛、腹泻均好转，大便每日1～2次，续上方三剂。后随访，言泄泻末再复作。

按： 慢性肠炎日久，从其口苦，舌红、苔黄可知，邪热滞留胃肠。而面色失华，体倦乏力又为脾虚之象，邪未却而正已虚，脾阳衰则寒自内生，故寒热错杂，治疗应不失偏颇，故以党参、炒白术、干姜、肉桂益脾建中阳，黄芩、黄连清热燥湿，葛根升清，小茴香、陈皮、乌药行气散寒止痛，乌梅、白芍有柔肝敛阴之功，亦可缓急止痛。组方复杂以适病机之多变。

案例二

罗某，男47岁，2019年8月22日初诊。

患者自述不明原因腹泻2月多，每日3～5次不等，腹部无疼痛与压痛，大便呈稀糊状，曾在当地医院多次治疗，其效不显。舌红，苔薄黄，脉滑数。

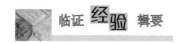

辨证：湿热蕴结肠道。

治法：清热燥湿。

处方：乌梅 30 克，葛根 30 克，黄芩 20 克，黄连 20 克，茯苓 30 克，白芍 30 克，广藿香 30 克，草豆蔻 18 克，陈皮 12 克，佩兰 30 克，泽泻 20 克，生姜 12 克，甘草 6 克。三剂。

8 月 26 日二诊：

腹泻减轻，每日 1～2 次，精神转佳，食欲可，希望再服巩固，上方加苍术 27 克，猪苓 20 克。五剂。

按： 乌梅丸方出《伤寒论》，由乌梅、细辛、干姜、黄连、当归、附子、蜀椒、桂枝、人参、黄柏组成。治疗因胃热肠寒之蛔厥证。也同时治疗寒热错杂之久痢、久泻之疾。久泻之人，往往病情复杂，寒、热、脾虚、气滞等集于一体，临证时，视其证候，合理加减组方，往往可以得到良好效果。案例一有脾虚故用党参、白术，内有寒故用小茴香、干姜、肉桂。本例身体素质尚好，湿热偏重，治疗以清热除湿为主，脾不虚，故不用人参。两方均用葛根，以升清降浊。乌梅酸收，对久泻者有收敛之功，现代药理研究有抑菌作用，临证时不可因其收敛之性而多生顾虑。

案例三

周某，男，42 岁，2016 年 5 月 12 日初诊。

患者有多年的腹痛、腹泻，在饮食不注意或食刺激性食物后，或动怒后必腹痛便泻，泻后腹痛即止，泻出为稀便，曾在某医院诊断为肠易激综合征，结肠纤维镜无特殊发现，肝、胃检查也无特别异常。症状虽多年，视其身体似无大损。舌淡红，苔薄白，脉平。

辨证：肝气犯脾。

治法：疏肝健脾。

处方：白术 30 克，白芍 30 克，陈皮 12 克，茯苓 30 克，太子参 30 克，麦芽 12 克，防风 12 克，枳壳 15 克，甘草 6 克。五剂。

5 月 18 日二诊：

服药后，最近时间均未再出现腹痛、腹泻，虽亦有进食刺激之食物，但不似以前发作之重。续上方再进五剂。

按：肠易激综合征指一组持续或间歇发作，以腹痛、腹胀、排便习惯和（或）大便性状改变为临床表现，而缺乏胃肠道结构和生化异常的肠道功能紊乱性疾病。其发生原因目前还不是很清楚。中医根据其发生腹痛后腹泻的特征表现，责之于"土虚木乘"，即脾气亏虚，肝木乘之，肝气犯脾，故腹中疼痛，脾不运湿，故而泄泻。"痛泻要方"为《景岳全书》中方，补脾泻肝，治疗肠鸣腹痛，大便泄泻，与本证较为适合。方中白术燥湿健脾，白芍养血泻肝，陈皮理气醒脾，防风散肝舒脾。药虽四味，恰中病机，所以临床所用，效果颇佳。

案例四

林某，2岁，2019年12月20日初诊。

患儿因发热、腹泻、轻微咳嗽、流鼻涕、体温38.6摄氏度，经用西药抗病毒及对症治疗后发热退去，但有反复大便异常，泄泻稀便，每日4～5次，西医初认为系肠道感染（当时有流感流行），但反复查大便均无感染表现。经服用蒙托石散、中药健胃片，稀便次数不减，患儿轻度脱水，饮食减少，大便有时为稀糊状，有时为水样便，颜色呈绿色，面色稍白。

辨证：此为外感伤风，表证解后，肺与大肠相表里，邪入肠道，脾气所伤。

治法：疏风健脾。

处方：党参20克，白术20克，陈皮6克，乌梅15克，防风10克，麦芽15克，茯苓10克，白芍10克，葛根12克，甘草3克。一剂。

一剂未毕，泄泻即止，大便变稠，第二日呈黄色便，饮食如常而告愈。

按：小儿腹泻往往病因较为单纯，或伤风或伤食或脾虚，肠道感染者亦有因湿热所伤者。因于外感者，杏苏散可用，紫苏叶、广藿香为常用之选；伤食者，大便酸腐，嗳秽，保和丸加减；脾虚者，可用五味异功散，炒白术、苍术、芡实、莲子常用；有热者可加入黄连、黄柏、葛根；水样便，茯苓、木通分消走泄，所谓"利小便以实大便"。要注意一点就是：小儿体质稚嫩，脏腑未健，感邪容易伤及脏腑，特别是肺、脾而形成虚实兼杂，故治疗往往也补泻同用。本案方中防风、葛根疏风解肌，适合于外感而内泄者，乌梅、白芍可敛阴抑菌、缓中。党参、白术、茯苓、甘草四君子固护脾胃，陈皮、麦芽消食和中。

不寐

不寐，亦称失眠，古籍称"不得卧""目不瞑"是临床极常见之疾。除老年生理性睡眠时间减少外，中青年者亦不少见，以脑力劳动者居多，有的表现为入睡困难，有的入睡虽快，中途易醒，醒后难以再入眠，轻者睡眠时间短，或睡眠浅；重者通宵达旦不寐，且可十数日，数月者亦有之，往往天亮之时可浅睡半刻，次日体倦乏力，头目失聪，心悸虚烦，甚为苦恼。近些年，此类病患渐有增多之现象，应引起临床医者之重视。

导致不寐的原因，《灵枢·邪客》曰："……卫气者，出其悍气之慓疾，而先行于四末、分肉、皮肤之间，而不休者也。昼日行于阳，夜行于阴，常从足少阴之分间，行于五脏六腑。今厥气客于五脏六腑，则卫气独卫其外，行于阳不得入于阴。行于阳则阳气盛，阳气盛则阳跷陷，不得入于阴，阴虚，故目不瞑。"这段论述认为"阳不入于阴"（阳分盛而阴分虚）就导致目不能闭而卧不安。具体而言，导致不寐的原因大致可分虚实两种：

虚者。以心阴亏耗，或心肾阴虚，虚火扰心，心神不宁，或因心（肝）血不足，心失所养，神不内守。

实者。一可因饮食不节，胃中不和，即所致"胃不和则卧不安"者，这类型也包括长期患胃疾之人，入夜后胃胀、胃疼导致夜卧不宁。二为痰热扰心者，或由情志不遂，五志过急，郁怒伤肝，内自内生，热炼液为痰，痰火扰心，心神为之不宁，而致不寐。三亦有心经热盛，心阴不足而成虚实并见者。

其治疗方法，《灵枢·邪客》曰："补其不足，泻其有余，调其虚实，以通其道，而去其邪。饮以半夏汤一剂，阴阳已通，其卧立至。"《景岳全书》曰："其所以不安者，一由邪气之扰，一由营气之不足耳。有邪气者多实证，无邪者皆虚证。凡如伤寒、伤风、疟疾之不寐者，此皆外邪深入之扰也；如痰，如火，如寒气、水气，如饮食忿怒之不寐者，此皆内邪滞逆之忧也，舍此之外，则凡思虑劳倦，惊恐忧疑，及别无所累而常多不寐者，总属其阴精血不足，阴阳不交，而神有不安其室耳。"

所以治疗不寐，应以祛邪补虚为治，不可一味使用安神定志之品而已，消除病因是治疗之关键。虚者补之，如健脾补气、养血安神、滋阴补肾；实则泻之，如清心热、祛痰火、泻肝热。

不寐的非药物治疗在于消除与纠正不良的睡眠习惯：不可睡前过饮暴食；睡前不喝浓茶、咖啡；睡前不看刺激性影视；睡眠时间最好在晚间11点前；工作、学习放在上床之前完成，上床后不做过多地交谈和回忆白天工作；中途醒后如不能入睡，不可看手机、电视、听音乐等，可在床上静养；消除悲愁、多虑、愤怒等精神因素。

不寐的辅助治疗：入睡前可自我按摩太阳穴、安眠穴（耳后发际之间）各400次然后就寝；冬天上床前用温水泡足；可喝热牛奶助睡；治疗其他可能影响睡眠的疾病，如胃疾、各种痛证、皮肤痒疾、肝病、前列腺所致夜尿多等。

案例一

李某，男，41岁，2015年8月17日初诊。

患者在深圳某公司工作，自感压力较大，失眠已七八年，每晚估计睡眠时间在3个小时左右。曾在当地多家医院用中西药治疗，中药曾服地黄、酸枣仁、麦冬、五味子等效果不佳，今回家乡希望服中药治疗。就诊时患者除晚间休息不好外，无其他特殊不适，饮食、二便如常。舌红，苔稍腻。

辨证：痰热扰心，心神不宁。

治法：清心化痰宁神。

处方：黄连9克，胆南星9克，竹茹30克，茯苓30克，石菖蒲18克，京半夏18克，浙贝母20克，麦冬20克，知母20克，牡丹皮20克，地黄30克，郁金20克，枳实20克。三剂。

8月21日二诊：

自述服完上方三剂后，睡眠大有改善，睡眠可在6个小时左右，这是多年来未有之现象，要求巩固疗效带方回深圳续服。续上方加丹参20克，炙远志20克善后，并告知学会自我放松，缓解压力。

按：中医认为白天为阳，夜晚为阴，上半夜阴气渐盛，下半夜阴气渐衰，阴气渐盛之时，人即入寐，下半夜阳气渐复，至天明而盛故悟，这是常理。故古人一般入夜即卧，天明即醒。而现代之人，夜生活丰富，或因工作压力大、操劳，鲜有顺应人之生理阴阳变化而为之者，故容易造成阴耗太过，虚阳内生"阳不入于阴"，故难于眠，即使入眠亦梦云纷纷，故现在人患失眠者极多，其因多源之于此。本案患者因工作压力大，心阴暗耗，心火失制，炼液为痰，痰火扰于心，故心神不宁，夜寐差。方用黄连温胆汤清心化痰，地黄、麦冬滋养心阴而获效，并嘱其改善心绪，注意作息，以资巩固。

又：

最近治疗一患者，40余岁。

因工作压力较大，时时忧虑。近些时候睡眠很差，严重时通夜不寐，心慌，烦躁，手心汗出。就诊时舌边红，苔薄黄、微腻，脉弦数。患者体质尚好，余无其他症状。

辨证：思虑过度，肝气郁结化火。

治法：龙胆泻肝汤加减。

处方：龙胆草15克，地黄20克，生栀子15克，牡丹皮12克，麦冬30克，泽泻15克，木通12克，龙骨30克，磁石30克，甘草3克。三剂，水煎服。

患者服完三剂后，感觉心烦稍见好转，睡眠较药前有所改善，每晚可睡3～4小时。舌尖边红赤。改黄连温胆汤清心化痰养阴为法。

处方：黄连12克，麦冬30克，牡丹皮15克，胆南星9克，珍珠母30克，地黄30克，竹茹30克，半夏15克，龙齿40克，栀子15克。

三剂后患者睡眠大见好转，舌边尖红赤消失，心情也大为向好，后以补心丹滋养心肾善后。

按：心肾阴虚，虚火内扰之不寐，张仲景主以黄连阿胶汤，《伤寒论·辨少阴病脉证并治》云："少阴病，得之二三日以上，心中烦，不得卧，黄连阿胶汤主之。"其方用黄连四两，黄芩二两，芍药二两，鸡子黄二枚，阿胶三两。用法：上五味，以水六升，先煮三物，取二升，去滓，内胶烊尽，小冷，内鸡子黄，搅令相得。温服七合，每日3次。有文献报道本方治疗失眠。效果较好，临床应用以心烦不眠，口干咽燥，舌红少苔，脉细数为辨证要点。

案例二

杨某，女，42岁，2018年10月6日初诊。

患者近2月来，因家庭不睦产生失眠，多梦，心绪烦乱，夜间难以入睡，即使辗转反复入睡，中途易醒，天明之时可稍寐，第二日即感头晕，乏力，饮食不香，精神不佳，记忆力减退。就诊时心烦，手心发热。舌质红，苔薄黄，脉弦数。

辨证：五志过极，思虑过度，心阴暗耗，虚热内生，扰乱心神，神不内守。

治法：养心安神，交泰心肾。

处方：黄连9克，麦冬30克，朱砂9克（冲服），牡丹皮12克，首乌藤30克，知母12克，地黄30克，珍珠母30克，磁石30克，炒酸枣仁20克，甘草3克。三剂。并用语言开导，消除不佳情绪，多方举例释其忧虑。嘱其药物每日一剂，睡前服药1次。

10月11日二诊：

服完上方三剂后，每晚能睡五六个小时，第二日精神较前好转，心烦也得以改善。舌稍红，脉细数。

处方：地黄30克，麦冬20克，牡丹皮15克，五味子15克，龙骨30克，茯神30克，百合30克，炒酸枣仁20克，莲子心9克，甘草3克。三剂善后。

按：情志不遂，郁怒肝伤，郁而化火，火扰心神，火热伤阴，心、肝阴血暗耗，虚火内生。心主血而藏神，今心神被扰，神不内舍，故烦而不寐，甚者可通宵达旦，久则健忘，无端而怒，神志错乱等症蜂起。治疗一方面要清心、肝之热，滋养阴液，安神定志。另一方面应开导思想，解除郁怒之因，其效更佳。本案用朱砂安神丸合酸枣仁汤加减清心安神，嘱其睡前30分钟服1次，强化其作用。

案例三

周某，女，53岁，2019年11月18日初诊。

失眠、多梦、入睡困难、中途易醒已多年，今日失眠加重，甚为苦恼，要求服中药治疗，余无特殊。无舌质偏红，苔薄白，脉细弱。

辨证：心肾阴虚，神不安舍。

治法：滋养心肾，安神定志。

处方：当归 30 克，丹参 18 克，首乌藤 30 克，益智仁 30 克，制远志 30 克，麦冬 30 克，生牡蛎 30 克，五味子 15 克，茯苓 30 克，炒酸枣仁 30 克，朱砂 3 克（冲服），阿胶珠 3 克（化服）。四剂。

11 月 22 日二诊：

经上药治疗后，失眠症状大为好转，入睡容易，中途易醒也未再现，精神佳。舌红，苔少。

处方：生地黄 30 克，麦冬 15 克，牡丹皮 12 克，柏子仁 30 克，龙骨 30 克，百合 30 克，炒酸枣仁 30 克，五味子 12 克，朱砂 3 克（冲服），益智仁 30 克，首乌藤 30 克，天冬 30 克，黄连 6 克，阿胶珠 3 克（化服）。四剂善后。

按：不寐证之原因颇多，治疗应本着"治病求本"的原则，针对不同原因而施治，方能获效，没有一定之法。青年人无论工作或玩耍喜彻夜而作，白昼而卧，阴阳颠倒，逆乱生理规律，必然造成静而不安，动而力乏。抗疫期间，因限制人员的社区流动，打乱了人们习惯的生活规律，成天闭户家中，除了三餐就是看电视、上网、玩手机，无论时间，乏了就睡，晚间醒了又玩，几十年形成的作息完全被打乱，从而造成失眠与情绪改变，解封之后这类人来就诊的很多。像以上这种情况，我主要告诫他们必须改变生活与工作节律，避免不良习惯，药物则主要帮助其建立睡眠规律，良好的睡眠周期形成后则不可轻易打乱，只有这样方可疗效巩固。记得我刚从农村到学校学习时期，感学习机会来之不易，于是在正常受教后自觉附加了一些书籍自学，晚间熄灯之后，还不时利用手电筒光夜读，或人虽卧而思绪还在书本之中游弋，久之，则造成神经衰弱，晚间睡觉不好，整夜梦绕，白天则乏力，记忆力减退，学习效率降低，无形中又增加了心理负担，补救的办法就是再增加看书时间，其结果可想而知，情况愈加严重，于是，就求助于一些安神药物，效果虽然也有那么一点，但终不能解决问题，这种情况一直延续了近一个学期，甚为苦恼。最后解决的方法得于一偶然：学校开运动会，因我负责班上体育工作，安排和参加运动是无理由拒绝的事，连续一周运动会，搞得身体疲乏，失去了"加班开夜车"看书的机会，在这之后，晚间睡眠质量好了，于是白天精力也充沛了，记忆力也随之改善，苦恼的失眠也因之终结，不药而愈。

心 悸

心悸，是患者自觉心中悸动不安甚则不能自主的一种病证。

导致心悸发生，心脏疾患固然是其主要原因，如心神不宁；心血不足，心失所养；心阳不足，血脉瘀滞等。但其他脏器病变也会导致心悸的发生，譬如肝气不疏导致气滞而血瘀，血行不畅；肾阴不足，肾水不能上济心火；肾阳亏虚，心阳失于温煦，或阳虚水患，肾水凌心；脾胃虚弱，水谷不为精华，营气不足，心失所养；脾不运湿，痰湿内生，扰动心神；肺气亏虚，气失行血之能，血脉不畅等；至于外感时令之邪者亦可导致心悸发生，包括现代医学之感染性心脏疾病，如病毒性心肌炎、风湿性心脏病（简称风心病）、结核性心包炎等，外邪舍于心，则心脉痹阻，心血不畅，发为心悸。

本病包含现代医学中的某些功能性、器质性疾病，凡患者有心悸表现者，如神经衰弱、冠心病、各种心肌病、肺心病、风心病、心包疾病、心律失常、甲状腺疾患等，均可以在中医"心悸"中论治。

案例一

朱某，男，74岁，2016年10月23日初诊。

患者有多年的冠心病史，心率一般在50次/分左右，心悸，心累，活动后加剧，上楼时更加明显。就诊前使用过红花黄色素等药，效果不佳。舌淡红，苔薄白，脉迟缓。

辨证：心阳不足，心气亏虚。

治法：温通心阳，补益心气。

处方：黄芪30克，薤白18克，桂枝18克，枳壳20克，附子18克，茯苓30克，郁金20克，党参30克，白术30克，干姜20克，炙甘草9

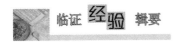

克。四剂。

10月27日二诊：

服上方后自觉心悸大见好转，可自行步行到三楼，胸微闷，脉沉迟，余无特殊。

续方：薤白18克，桂枝18克，枳壳20克，黄芪30克，茯苓30克，郁金20克，党参30克，白术30克，干姜20克，半夏15克，瓜蒌皮12克，降香12克。四剂。

10月31日三诊：

自觉心悸止，精神转佳，食欲好，快行已不感心累，稍感失眠，脉沉。上方薤白改24克，加丹参30克。四剂。

按：冠心病是现代心脏疾病中最常见的内科疾患之一，随着人们饮食结构的改变，脂质类物质摄入量增加，在伴发高血压、糖尿病等情况下更容易发生，由此而带来的严重心律失常、心绞痛、心力衰竭（简称心衰）、心肌梗死等加重影响着患者的生活质量，甚或威胁患者生命。

冠心病发生的临床表现也是多种多样的，本例患者以心之阳气虚弱为主，心悸在活动时加重，心律缓慢（病态窦房结综合征），舌淡而脉迟缓，病机为心之阳气衰弱，心脉闭阻之证，心阳气衰为本，阳气不能推动血脉运行而成瘀阻为标。"治病求本"，故温阳益气为其主要方法，方中黄芪、党参补益心气，附子、桂枝、干姜温通心阳，薤白、枳壳、郁金、党参宽胸行气化瘀，茯苓宁心安神，炙甘草既可以与参、芪同用补益心气，又可以助桂枝、附子温心阳，纠正心律失常，对心律缓慢者尤为合拍。患者服后症状改善，之后处方皆在此法基础上稍加出入治疗。不过，冠心病毕竟是一慢性疾患，症状得以控制后，应坚持治疗导致其发生冠状动脉闭阻的基础疾病，运用中药散、丸剂较长时间地服用，可以减轻冠心病的心律失常、心绞痛与心衰的发生。

案例二

洪某，女，44岁，住院患者。

患者有多年风心病史（双瓣膜病变），曾多次住院治疗。2018年9月因心累、血压低再次住院，心累，不能平卧，整夜坐以待旦，喜闭目，精神萎靡，语言低微，双下肢膝以下水肿。曾反复使用去甲肾上腺素、呋塞米、尼可刹米、罗贝林、螺内酯等，血压不稳，下肢水肿稍退后，药停很快复发。每日吸氧气不断，患者情绪消沉，语言低微，食欲减退。舌淡，苔薄白，脉沉细。

辨证：心肾阳虚，水气凌心。

治法：补气温阳，利水消肿。

处方：西洋参21克，桂枝18克，附子30克，白术30克，黄芪40克，大枣20克，山茱萸20克，茯苓30克，桑白皮20克，猪苓30克，干姜20克，炙甘草12克。二剂。

服毕上方二剂后，水肿消退大半，精神转佳，血压平稳，可稍卧，食欲改善，可与人交流。续上方三剂。

按：冠心病、风心病大部分患者均有心悸、心累、劳累后加重表现，到了后期病情加重，多虚实兼见。实为气滞、瘀血，表现为胸闷不适，面色晦暗，唇舌、爪甲紫暗，舌下青筋暴露。虚则以心气不足，或心肾阳虚多见，表现为心悸，气短，劳动后加重，面色不华或虚阳上浮，面赤如妆；或面色晦暗，四肢不温，双下肢水肿；或全身水肿，按之凹陷不起，语言低微，喜闭目，脉沉细弱等。心阴虚者，除心悸之外，多伴有舌体瘦小，舌红苔黄，脉细数，小便短少黄赤。临床所见晚期伴有心衰者，多以心肾阳虚、肺脾气虚、阳虚水泛为主。即使是有舌红，舌体瘦小，心阴虚者，只要伴有水肿者，均为心（或肾）阴阳两虚。西医治疗对于纠正心衰，消除心律失常有较好效果，但对于恢复与增强患者体质，持续改善症状，提高患者生活质量，则中医更具优势。中医通过益气健脾、养血通脉、温补心肾等法，除可以在急性期明显地纠正患者心衰，消除不适症状外，可以较好地恢复心、脾、肾功能。中、西医结合治疗冠心病、风心病，可以取得相得益彰的效果。

冠心病虽然不能在较短时间治愈，但如果坚持长时间中医治疗，对于改善心脏功能，减少复发和加重，增强体质定有裨益。现推荐一个处方，供同道参考使用：西洋参（或红参）100克，桂枝50克，丹参100克，黄芪150克，白术80克，三七40克，肉苁蓉80克，茯苓80克，紫河车80克，当归40克，酸枣仁40克，地黄60克，冬虫夏草20克，山楂60克，炙甘草 30 克。用法：共细末，可做胶囊剂或粉末直接服用，如无糖尿病，可用蜂蜜调服药末，每日两次，每次 3～5 克。因冬虫夏草较为昂贵，有条件者可酌情增加为 30～40 克，条件差者亦可不用。

导致心悸发生的原因较多，难以一一列举，临证时应根据情况而处理方为妥当，如因感受外邪者，则或疏风或散寒或除湿或清热，务以祛邪为要。如因气血亏耗，血不养心，心中惕惕，则应补气健脾养血，心血足则心悸止。如因惊恐或思虑耗伤心血（阴），则应安神定志，益养心血，可用朱砂安神丸、归脾汤等。如因心脉闭阻，瘀血所致，则可用血府逐瘀汤、桃红四物汤之类行气活血之法治之。水饮所致者心悸可伴眩冒，肢肿，不思饮，舌淡苔滑，治应苓桂术甘汤温阳化饮。心肾阳虚，可见心悸，水肿甚，按之凹陷不起，反复发作，舌淡，脉沉迟缓，可选真武汤、桂附地黄丸等温阳益气行水。

胸痹

　　胸痹，是指以胸部疼痛，甚则胸痛彻背，喘息不得卧为主要表现的疾病。

　　胸部是心、肺所在之地，心（包括心包）、肺、纵隔、胸膜、肺部血管、肋间神经、胸部肌肉、肋软骨、胸部皮肤、脊椎病变等，都可以造成胸部疼痛，其证可轻可重，视其情况而定。重者如冠心病心绞痛、心肌梗死、急性心包炎、主动脉夹层、肺动脉栓塞、肺肿瘤、肺脓肿等。轻者如肋软骨炎、肋间神经痛、神经症、带状疱疹等。亦有心胸外疾患而表现为胸痛者，如胆道、食管、胃部疾患者。

　　中医认为，胸痹的发生可概括为虚实两方面，实则多为寒邪凝滞，《素问·调经论》曰："寒气积于胸中而不泻，不泻则温气去，寒独留，则血凝泣，凝则脉不通。"或郁怒伤肝，肝失疏泄，气机不畅，或痰气阻络，从而导致血脉不畅，不通则痛。虚则责之为心、肾之不足。心肾阳虚，则寒从内生，阳虚内寒不能温煦血脉，血脉凝滞。张仲景把此类证型病机归纳为"阳微阴弦"，即胸阳不振，阴寒凝结，本虚而标实。另外尚有因为心肾阴虚者，为心脉失养而致胸痹。

案例一

　　王某，女，56岁，2017年8月20日初诊。

　　患者自述原因不明胸痛3月，无外伤史，胸痛隐隐，其痛在胸骨中下部位，饮食尚可，脘部无压痛。胸部X线、心电图均无异常。在当地及县内其他多家医院中西药治疗均无效，病虽不重，但总因为不适而苦恼。舌质淡，苔薄白，脉沉。

　　辨证：寒邪凝滞，胸阳不振，气滞血瘀。

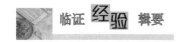

治法：温阳散寒，行气活血。

处方：川乌 18 克，桂枝 18 克，茯苓 30 克，黄芪 30 克，党参 30 克，降香 18 克，白术 30 克，白芍 30 克，当归 20 克，干姜 30 克，厚朴 18 克，枳壳 30 克，郁金 20 克，甘草 3 克。四剂（配方颗粒剂）。

8 月 25 日二诊：

服完上方后，胸痛大减，微感胸闷，续上方加川芎 12 克。三剂。

患者服完三剂后，述其疼痛已毕。

按：胸痛一证，其发生多与气血关系颇为密切，气滞血瘀则胸痛作矣，而导致气滞血凝的原因又以胸阳不振，寒邪凝滞为多。《金匮要略·胸痹心痛短气病脉证治第九》曰："师曰：夫脉当取太过不及，阳微阴弦，即胸痹而痛，所以然者，责其极虚也。今阳虚知在上焦，所以胸痹、心痛者，以其阴弦故也。"其中阳微指胸阳不振，阴弦指阴寒凝结。并提出了栝蒌薤白白酒汤、栝蒌薤白半夏汤的治疗处方。本案师仲景法，用川乌、桂枝、干姜温阳散寒，黄芪、党参、白术补益心气，降香、白芍、当归、厚朴、枳壳、郁金行气活血止痛。其中川乌一味，其性大热，散寒止痛力洪，如遇寒重者可加量用之。

案例二

赵某，男，45 岁，2017 年 5 月 11 日初诊。

患者述胸痛已逾月余，原因不明，以右胸为主，不咳嗽、气喘，饮食、二便正常，曾在当地自购止痛药治疗，用后疼痛可稍缓解，药力过后疼痛依旧。触诊疼痛在右胸第二、三肋近胸骨处为明显，压之更甚。舌淡红，脉弦。

辨证：气滞血瘀。

治法：行气，活血，止痛。

处方：桃仁 12 克，红花 12 克，瓜蒌皮 15 克，降香 12 克，枳壳 15 克，当归 20 克，川芎 18 克，丝瓜络 20 克，生地黄 20 克，丹参 18 克，甘草 3 克。三剂，水煎服。

2017 年 5 月 16 日二诊：

上方服完后自觉胸痛大减，不按压已不觉疼痛。续上方三剂后，胸痛止。

按： 本案似为现代医学之"肋软骨炎"，患者体质尚壮，无其他兼夹证，其疼痛固定局限，符合中医"瘀血"的表现，方用《医林改错》血府逐瘀汤加减，本方有活血化瘀而不伤血，疏肝解郁而不耗气的特点。其他如桃红四物汤加三七、降香等亦可使用。

胸痛之原因复杂，临证应仔细查询方能知其因，我在临床曾经遇到一个患者，年龄近68岁，其表现为胸痛，部位以胸近胃脘部为主，有时在左胁肋部，不能确切定位，其人身体素壮，无宿疾，先经行气活血之法治之，似有小效，旋即复发，后经骨科医生诊治，行肋间封闭、口服止痛药等，效果不佳。再后仔细检查，在沿肋骨近脊椎处有压痛，触诊时其痛可放射至前胸，最后经磁共振成像确诊为前列腺癌伴胸椎转移，后经手术后疼痛方止。还有表现为胸痛，仔细查体，结果为背部肌肉劳损，经按摩而治愈，还有言胸痛，结果为食管疾病者。胸部带状疱疹初期，皮疹未出之前也有单纯表现为胸痛就诊者，应仔细鉴别，以免误诊，以上这些举例不在本病的讨论范畴。

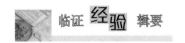

蛔 厥

蛔厥，是指因蛔虫导致腹痛，患者往往突然出现腹部绞痛，弯腰屈背，辗转不宁，肢冷汗出，恶心呕吐，可吐出胆汁或蛔虫，往往同时伴四肢厥冷，所以称"蛔厥"。其疼痛部位在右上腹或剑突下绞痛或钻顶样疼痛，呈阵发性发作，休止时如常人，发作时疼痛难忍，少数伴有黄疸与发热，包括现代医学之胆道蛔虫病与肠道蛔虫病。现在由于人们注重饮食卫生，由蛔虫所致疾病相对较少发生了，但偶尔临床也可见到。中医治疗胆道蛔虫病效果较好，大部分经内服中药一剂可使疼痛缓解或消失，故值得介绍。

肠道的内环境发生改变，是造成蛔虫不安本位而逆行，误入胆道，造成胆道蛔虫病。肠热胃寒是本证的原因，也是本病的病机。所以中药的治疗方向也是寒热并用。在多年的实践中，中医认为，蛔虫之性得苦则下，得酸则静，得辛则伏，所以配方总不离此原则。代表方为乌梅丸，该方出自《伤寒论》，为厥阴病而设，由乌梅、蜀椒、细辛、黄连、黄柏、干姜、附子、桂枝、人参、当归组成，它的主要功效是温脏安蛔，用于治疗各种蛔厥、久痢、厥阴头痛或者是脾虚引起的胃脘痛，亦可以在辨证的基础上治疗胆道蛔虫病、胆囊炎、胆结石引起的疼痛，或者因寒热错杂、脾胃虚弱导致的腹泻等。我借用此方加减，治疗胆道蛔虫病，效果较好。

案例

1975 年，我刚参加工作，在中医门诊上班。有一住院患者，16 岁，男性，上腹疼痛 1 天余，阵发性发作，钻顶样疼痛。发作之时，呼喊难忍，数十米外，其声可闻，旁人不忍听之。西医诊断为胆道蛔虫病，经西药输液及各种止痛药物治疗已经 1 天未见好转。疼痛之时，呼喊声嘶，其形甚为凄惨。于是其父邀我治疗。在征得主治医生同意后前往视之，刻诊时述上腹近心窝处阵发性疼痛难忍，每发作数分钟至十数分钟不等，痛如钻顶，间隙时则如平常，不能进食，巩膜无黄染，不发热，脉弦而紧。

辨证：此为蛔厥之证，虫动则痛作，虫静则痛休。

治法：以安蛔为治。

处方：乌梅 30 克，细辛 9 克，白芍 80 克，蜀椒 10 克（炒），黄连 9 克，炒川楝子 15 克，木香 15 克，黄柏 15 克。水煎服。

嘱其药中不可加糖。口服 1 次药后，疼痛大为好转，一剂服完，疼痛消失，后以异功散治疗善后。

我之后曾多次使用该方治疗胆道蛔虫病，均获良效。

按：上方以安蛔为主，用于疼痛发作之时，待痛止后可以在此基础方上加入鹤虱、榧子、雷丸之类祛虫。其中需要注意的一是方中白芍用量宜大，一般为 50～100 克，可解痉止痛，缓解平滑肌痉挛，实践中感觉用量虽大，但未见其不良反应，另外，处方本着中医对虫病的认识，所以配方辛、酸、苦并用，其味不佳，但不主张加入甘甜调味之品。

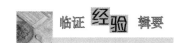

胆石症

胆石症又称胆囊结石。随着微创手术的广泛开展，胆囊结石往往都采用微创手术治疗，其优势有创口小，出血不多，疗效可靠，为大多数患者所接受。中医治疗胆结石的机会也越来越少，只有在特殊情况下才采用中医治疗，比如因为年龄因素、畏惧手术及手术后遗症或有其他疾病不主张手术者，西药治疗基本无助于结石排出与溶解，于是求助于中医治疗，我在临床上也遇到过类似情况者。

案例

刘某，女，5岁，2019年9月22日初诊。

患儿因腹痛在医院经检查后诊断为胆囊结石（细小量多）。因考虑患儿年龄及病情等因素，医生建议服中药治疗，后经人推荐来我处就诊。刻诊时患儿自述腹痛（不剧烈），检查上腹部有压痛，体型稍瘦，饮食、二便均正常，巩膜无黄染。舌淡红，苔薄微黄。

辨证：肝气犯脾。

治法：疏肝理脾。

处方：柴胡18克，白术20克，鸡内金9克，麦芽15克，青皮10克，太子参15克，茯苓20克，茵陈15克，山楂20克，郁金10克，白芍20克，黄柏6克，枳壳10克，甘草3克。七剂。

10月20日二诊：

上腹疼痛已除，余无特殊，续上方连续服1月后复查，B超提示结石不明显。家长希望巩固疗效，嘱续上方服1月后复查。

2020年1月6日三诊：

再次行B超检查，示肝、胆、均未见明显异常，遂停药。

按： 微创手术治疗胆囊结石，主要有保胆取石术和胆囊切除术两种术式，但考虑患者的具体情况，也有采用非手术治疗者。其中泥沙样结石，即便是手术治疗，也难免结石再发（胆管、肝内胆管）。中医未有胆囊结石诊断，但根据其表现，可考虑为"胁痛""黄疸""腹痛"等范畴。本患儿虽腹痛，但无黄疸，故参照"胁痛"辨证治疗，证为肝气不疏脾土，肝气太过而脾土虚弱（从患儿体瘦可知），气郁不疏泄胆液而成结石。治疗始终以疏肝、健脾为原则，方用柴胡疏肝散加减，其中柴胡、青皮、枳壳疏肝，白芍柔肝缓急止痛，气滞则血瘀，故少以郁金行气活血。肝旺则克脾，故用太子参、白术、茯苓健脾护土，以防克阀中气，茵陈、黄柏清热利胆，有治疗脾湿、肝郁化热之效。全方用药未离肝脾二脏，方不奇而药不杂，不脱离中医辨证而取效。

另有肝内胆管结石者，西医手术效果不佳，手术后复发机会也多，中医治疗在控制疼痛、排石方面也有一定效果，辨证治疗可参见"胁痛"。

四逆证

案例

张某，男，45岁，2015年11月2日初诊。

患者自述双脚底发凉10余天，两年前曾有类似发作，经服中药治愈（具体药物不详）。本次发作无任何原因，除脚底凉外，其他部位无异常感觉，患者素体健，无大疾患。就诊时其双手可以感觉到旁边火炉的温度，而双脚即是近火炉亦无热感，余无特殊。脉平，舌淡红，苔薄。

辨证：血虚感寒。

治法：仿当归四逆汤加减治疗，温经散寒。

处方：当归20克，赤芍30克，桂枝18克，细辛9克，吴茱萸9克，木通12克，白术30克，丹参20克，半夏20克，川芎8克，干姜20克，甘草9克。二剂。

11月5日二诊：

上方服完二剂后，症状无大改善，脚凉依旧。考虑为阳郁不宣之四逆证，方用四逆散加减，疏调肝气。

处方：柴胡18克，白术30克，白芍30克、枳壳20克，陈皮12克，郁金15克，甘草3克。二剂。

11月15日三诊：

服完四逆散二剂后，脚凉稍好转，但感觉其效不大。询问其睡眠情况，回答睡眠质量不佳已多年。此为肝气不疏兼有心血不足，心神失养所致，治疗应兼顾养血安神之品。

处方：柴胡18克，白术30克，白芍30克，枳壳20克，当归20克，生地黄30克，远志18克，茯神30克，川芎18克，酸枣仁30克，龙骨40克，牛膝18克。二剂。

上方服完后，自觉脚冷基本消失。

按：本例患者虽感下肢发凉，但病程短，身体素健，非肾阳不足之证，初诊以血虚感寒为治，用当归四逆汤无甚效验。二诊考虑患者虽只有脚凉，而无手冷之证，但与阳气郁而不伸，不能达四末之四逆证有相似之处，《素问·阴阳应象大论》曰："清阳实四肢。"四肢为脾所主，脾虚，阳气不运达四末，可致肢凉，近火炉而无感，故二诊用四逆散加减有小效。三诊时考虑患者失眠，有心血不足，心脉不继则血难以温煦四末，故加入养血、活血、安神之品，其效方大显。该患者自感足发凉，而无其他可查之征，加之失眠等精神症状，是否为现代医学之神经症之类的精神疾患，值得思考。

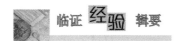

▥▥▥ 胁痛（肝内胆管结石所致）

中医"胁痛"一病，所涉及的范围很广。痛在胁下，与肝、胆、胃等关系密切。本处主要讨论肝内胆管结石所致胁痛的中医治疗。肝内胆管结石属于中医"胁痛"或"黄疸"范畴，其疼痛呈阵发性发作，往往较为剧烈，疼痛难忍，部分伴有黄疸，亦可影响肝脏功能。西医非手术治疗一般采用输液、对症或抗感染等办法。中药治疗与一般胁痛之肝气郁结或气滞血瘀不尽相同，有一定特殊性，所以提出讨论之。

中医学对于胁痛的认识，多责之为情志不遂，疏泄不利；或跌扑损伤，瘀血停留；或外感湿热，郁结少阳，肝胆经气失于疏泄；亦有为饮食所伤，湿热内生，郁阻肝胆者。

我临床所见，如胁痛因于肝内胆管结石者，更符合《黄帝内经》中关于寒气的论述。《素问·举痛论》言："寒气客于厥阴之脉，厥阴之脉者，络阴器，系于肝。寒气客于脉中，则血泣脉急，故胁肋与少腹相引痛矣。"其中之"寒气"可以是"邪气"，也可以是狭义的"寒邪"，我运用《黄帝内经》关于寒气客脉致胁痛的理论治疗肝内胆管结石，可以取得较好的止痛效果。

▰▰ 案例一

饶某，女，76 岁，2016 年 6 月 15 日初诊。

患者自述右胁疼痛两日，疼痛剧，经 B 超提示肝内胆管结石（胆囊已摘除），痛苦面容，经输液及用解痉止痛药（药名不详）疼痛不缓解。舌淡，苔薄白，脉弦紧。

辨证：寒邪客于肝经。

治法：温阳散寒。

处方：川乌 18 克，白芍 30 克，白术 30 克，肉桂 9 克，附子 24 克，干姜 20 克，陈皮 18 克，厚朴 24 克，大枣 30 克，炙甘草 12 克。二剂（配方颗粒剂）。

6 月 17 日二诊：

自述服完上方二剂后疼痛已经大解，余无不适，希望能巩固治疗。

处方：川乌 24 克，吴茱萸 9 克，党参 30 克，黄芪 30 克，白芍 40 克，白术 30 克，肉桂 9 克，附子 24 克，干姜 20 克，陈皮 12 克，厚朴 24 克，炙甘草 12 克。后电话随访，述其疼痛未再发作。

案例二

刘某，女，35 岁，2016 年 8 月 2 日初诊。

患者先后在多家医院（包括我院）经 B 超诊断为肝内胆管结石。自述胃脘部及右胁疼痛已两日，经我院胃镜诊断为慢性胃炎。B 超提示肝内串珠样结石。就诊时患者呻吟不休，痛苦面容。舌淡，苔薄白，脉沉紧。

辨证：寒滞肝经，经气不利。

治法：温阳散寒，行气止痛。

处方：川乌 24 克，白芍 50 克，干姜 30 克，砂仁 24 克，肉桂 9 克，枳壳 30 克，厚朴 18 克，木香 18 克，炙甘草 9 克。二剂（配方颗粒剂）。

8 月 4 日二诊：

患者述服药一剂后疼痛即止，余无不适。续上方，去川乌，加附子 18 克，加陈皮 12 克。三剂善后。

按：临床胁痛一证，确有寒热之分，如为肝炎或胆囊结石等所致，往往热邪为多，患者多伴有口苦，口腻，食欲减退，小便黄，大便秘结；或伴巩膜黄染，舌红苔黄，脉数等。清热利湿，疏肝解郁，容易奏效。但若为肝管结石，则多为寒邪为患，清热之品难以为功。曾治一刘某，女性，60 余岁。患者患肝内胆管结石多年，经多家医院确诊，每因胁痛发作，多次在我院内科治疗，发作时疼痛难忍，面容痛苦，呻吟不休，面色黄，口渴引饮，不欲饮食。查体：巩膜轻度黄染，舌质稍红，苔黄而腻，脉弦稍数。初诊以肝胆湿热论治，方用龙胆泻肝汤加减，二剂后疼痛不减。二诊时，舍去舌诊，以寒着胁下论治：川乌18克，白术30克，白芍30克，干姜20克，陈皮12克，厚朴15克，郁金15克，桂枝15克（配方颗粒剂）。一剂后痛大减，二剂服完痛止。查舌较前更红，后以疏理肝脾、健胃和中善后。后来患者多次胁痛发作来院治疗，均是以此法治疗获效。

据我临床所治胁痛者，均以寒证辨之为主，《金匮要略·腹满寒疝宿食病脉证治第十》曰："趺阳脉微弦，法当腹满，不满者，必便难，两胠疼痛，此虚寒从下上也，以温药服之。"寒邪客居肝脉，致肝经气不利而为胁肋疼痛难忍。西医外科治疗，可通过手术方法取石或肝叶切除。取石往往不能一次性彻底取出或取后再发，故手术有其局限的一面。迅速地缓解患者疼痛是临床首要解决的问题，通过温阳散寒法可以快速使寒散痛止，其中乌头散寒止痛为主药，桂枝（寒甚用肉桂）、干姜温中为辅，白芍配炙甘草解痉缓急止痛，砂仁、木香、厚朴行气以助经通痛止。上方所治刘姓女，舌红而苔黄，巩膜稍黄染，口渴引饮，看似热宿于内，但喜饮热，食凉则不适，假热而真寒，治疗仍以温阳散寒而痛方止。

水 肿

水肿，为肺、脾、肾、三焦、膀胱功能失调，水液停留肌腠或腔隙所致。早在《黄帝内经》就将其分为风水、石水、涌水。《金匮要略》有风水、皮水、正水、石水、黄汗五型之别，并提出发汗、利小便的治疗原则：诸有水者，腰以下肿，当利小便，腰以上肿，当发汗乃愈。明·杨仁斋《仁斋直指方·虚肿方论》创造性地使用活血利水法治疗瘀血性水肿。

水肿的发生可局限于一隅（如头皮、单肢），也可头面、四肢遍身皆肿，既可按之凹陷不起，亦可随手而复者。

其病程短而骤起者多为感受外邪，其病多实，属"阳水"范畴。病程漫长，水肿渐致，伴脾肾虚者，多为脏器受损，属"阴水"一类，其证多虚或虚实互见。

水肿为水湿内停，其治疗方法总不离祛逐行水，但根据具体情况方法有异：阳水、属实者以发汗、祛风、利水为主；甚者可攻逐水饮；感受热邪或水湿化热者，还应加入清热解毒之品；阴水者，多为脾肾不足，水湿内停，治疗则应根据邪、正之多寡而治以攻补兼施；水肿局限者，多为瘀阻或瘀热为患（如现代医学之淋巴回流受阻、血栓形成、肿瘤压迫、局部感染等），治疗处方中可考虑加入活血化瘀、清热解毒、化痰之品，不可一概而论。

案例一

黄某，女，44 岁，2017 年 7 月 30 日初诊。

患者自述患水肿已 7 日，没有明确的原因，追查无明显外感史，面目自感紧绷，家人及朋友告知其面水肿。就诊时见双下肢水肿，按之下陷，面目水肿光亮，查小便常规未见异常，血常规正常，血压无特殊。舌淡红，苔薄白，脉浮。

辨证：外感风邪，肺气失宣。

治法：疏风宣肺利水。

处方：麻黄15克，荷叶20克，石膏30克，薏苡仁30克，桑白皮30克，茯苓皮30克，猪苓30克，泽泻20克，车前子20克，防己20克，大腹皮30克。三剂。

8月2日二诊：

水肿大部消退，下肢已不肿，饮食、二便如常。以参苓白术散加减健脾利湿善后。

按： 此即"风水"之患，以水肿来势急骤，病程短，以头面水肿明显，可有外感或无明显外感，脉浮为主要表现，临床较为常见。病由感受风邪，内舍于肺，致肺失治节之能，不能通调水道，下输膀胱而水排焉，风与水搏，溢之肌肤之间而水肿乃成。其治疗，代表方为越婢加术汤加减。其中麻黄发汗、宣肺、利水，是主药，如热不重，石膏可减少用量，恶寒无汗还可配合紫苏叶、防风、陈皮。肿甚者，可配合五皮饮，风热明显可选麻黄连翘赤小豆汤加防己、泽泻、芦根、小蓟等。曾治一16岁青年，不明原因面目水肿两天，稍有咳嗽，身有红色皮疹，痒甚，口渴，小便短少黄，舌红，苔薄黄。询问无用药史，饮食也无特殊，自述未接触过其他过敏物质，血压正常，查小便常规无特殊改变。根据起病急，有风热犯肺表现，考虑为风热夹毒，水湿不调之证。处方：麻黄12克，石膏30克，金银花30克，紫草20克，连翘15克，冬瓜皮30克，泽泻15克，薏苡仁30克，紫荆皮20克，小蓟20克，白茅根30克，桑白皮30克。三剂而肿消，皮疹亦消退。

案例二

林某，男，88岁，2015年7月16日初诊。

患者原有高血压、冠心病病史20余年，一直在家服用降压药。近2月左右，因心悸、心累在当地医疗站治疗，经输液1周后（具体药物不详）出现眼睑水肿，双下肢水肿。就诊时面部水肿，双膝以下水肿，按之凹陷不起，面色黄，语言低，气短，饮食减少。舌淡，苔薄白，脉迟缓。

辨证：心肾阳虚，水湿内停。

治法：温阳利水。

处方：附子 18 克，白芍 30 克，当归 20 克，菟丝子 30 克，党参 30 克，黄芪 30 克，酸枣仁 20 克，山药 30 克，大枣 20 克，熟地黄 20 克，百合 20 克，茯苓 20 克，龙骨 40 克，桂枝 12 克，甘草 9 克。三剂。

7 月 20 日二诊：

面及下肢水肿消退，精神转佳，食欲增进，寸口脉有力。水湿得除，治疗以补益心肾之阳为法，以资巩固。

处方：附子 18 克，白术 30 克，桂枝 12 克，黄芪 30 克，补骨脂 30 克，麦芽 15 克，茯苓 15 克，陈皮 12 克，炙甘草 3 克。三剂。

按：在冠心病、风心病等器质性疾患后期伴心衰时，水肿常常可见，水肿以下肢为主，甚者可见水肿齐腰，有的还伴发胸腔积液、腹腔积液、心包积液等。证候以阳虚表现多见，水肿明显，按之凹陷不起，多不渴饮，小便短少，畏寒，心悸动，动则更甚，脉沉迟。此为"水气凌心"证，为心肾阳虚所导致，心阳不足，不足以温煦下焦，肾火衰微，不能主水，肾失气化开阖之职，而导致水液难以下输膀胱，故肿。治疗一般以温阳利水为法，真武汤为常用之方，常与附子、党参、黄芪、桂枝为伍配合使用。寒甚，附子可重用，桂枝可改肉桂，加入干姜温化水饮，气虚甚，可以人参易党参，水肿消退后，补肾健脾善其后。

临床还有些患者只是表现为双踝水肿，全身一般较好，饮食、二便如常，无心肾阳虚表现，可因为血压原因长期使用降压药（如氨氯地平、非洛地平、厄贝沙坦等），其肿为降压药所致副作用，治疗只需利尿行水（如五皮饮、五苓散之类）即效，与本证不同。

案例三

周某，女，51 岁，2017 年 5 月 2 日初诊。

患者述双下肢水肿已多年，反复出现，平素身体较差，食欲一般，经西药利尿后，水肿可消退，但停药后，水肿再次出现。就诊时面色不华，双膝以下水肿，按之凹陷，精神差，乏力，饮食一般。舌质淡，苔薄白，脉沉细。

辨证：脾气虚弱，水湿内停。

治法：健脾利水。

处方：党参 30 克，白术 30 克，茯苓 20 克，猪苓 20 克，陈皮 12 克，薏苡仁 30 克，莲子 30 克，黄芪 30 克。三剂。

5 月 6 日二诊：

服上方后，下肢水肿稍减，但消退不甚明显，畏冷，腰酸软，脉沉弱。考虑为脾肾阳虚，应在上方中加入温阳之品为宜。

处方：附子 20 克，党参 30 克，干姜 20 克，黄芪 30 克，白术 30 克，茯苓皮 30 克，肉桂 9 克，泽泻 12 克，补骨脂 30 克，陈皮 12 克。三剂（配方颗粒剂）。

5 月 11 日三诊：

水肿大减，双踝轻度肿，精神、食欲转佳。肾阳得复，脾气稍健。以参苓白术散加补骨脂、菟丝子、附子、泽泻善后治疗。

按：虽曰水肿责之于肺、脾、肾三脏之功能失常，慢性水肿以脾虚或肾虚为主证，但两者往往难以截然化分开来而同时出现，初诊时，重点以补益脾气为主，希冀脾健以行水，但效果不显，忽略了水为阴邪，肾主水，肾阳之温煦则脾阳得健而能行水之职能，于是二诊脾肾双补，温阳以利水，效方大显。

案例四

陈某，女，46 岁，2020 年 3 月 25 日初诊。

患者不明原因双下肢水肿 3 月左右，经生化检查肾功能正常，肝功能检查丙氨酸氨基转移酶（ALT）76 单位 / 升，其余指标正常，肝炎病毒各指标均为阴性，免疫指标正常，尿常规检查（简称尿检）无异常发现，超声提示脂肪肝。有多年高血压史，长期服用氨氯地平降压，目前血压在正常范围，最近 1 月双下肢水肿加重，曾在当地医院治疗，服用呋塞米等药，水肿不见消退，经量少，色暗，饮食尚可，体型偏胖，双下肢凹陷性水肿。舌淡，苔薄白，脉沉。

辨证：肝气乘脾。

治法：健脾利水。

处方：党参 30 克，茯苓 20 克，白术 30 克，大腹皮 18 克，泽泻 15

克，防己 12 克，薏苡仁 30 克，陈皮 12 克，木瓜 18 克，甘草 3 克。四剂。

4 月 2 日二诊：

上方药服毕，水肿无减轻，面目稍浮，考虑为阳虚复为外邪所诱发，故用真武汤温阳利水，并配合疏风，表里同治。

处方：附子 30 克，茯苓皮 30 克，干姜 20 克，泽泻 30 克，泽兰 30 克，炒白术 30 克，桃仁 15 克，麻黄 18 克，川芎 18 克，桂枝 15 克，五加皮 20 克，补骨脂 30 克。四剂（配方颗粒剂）。嘱其低盐饮食。

4 月 6 日三诊：

经服上方后水肿依然，未见半点消退。经仔细询诊，患者言近段时间因家庭变故，精神压力较大，夜间睡眠差，每日叹息忧郁，加上自己经营生意劳累，饮食尚清淡，其余无特殊。舌淡，苔薄白微腻，脉沉。

辨证：肝气郁结，水湿停着。

治法：疏肝解郁，利水渗湿。

处方：柴胡 30 克，赤芍 30 克，香附 20 克，泽兰 30 克，猪苓 20 克，枳壳 30 克，郁金 20 克，茯苓皮 30 克，青皮 30 克，木瓜 20 克，五加皮 15 克，桂枝 18 克。四剂，水煎服。

4 月 13 日四诊：

患者服上方后，水肿消退大半，重压下肢稍有凹陷，续上方加大腹皮 20 克，莪术 20 克，榼藤子 5 克，巩固疗效。

按： 关于水肿的成因，一般都强调肺、脾、肾、三焦的作用，四者协调，则功能正常，水液代谢正常就不至于造成水肿。本例患者之治疗先后从健脾、补肾、利水等法则入手而无效验，其重要一点是忽略了造成脾虚不能行水的原因是肝气郁结太过，木不疏土，克伐不减，则脾虚难复，脾为三焦水道之枢纽，脾失运转之职，故水肿难消。气郁血瘀，故月经不调。三诊时改以疏泄肝气，配合利水消肿行瘀，则效果立现。

临证中还曾见过一些水肿患者，证候形形色色，治疗也颇为离奇。一男性患者，40 余岁，水肿多年，观面部虚浮不华，双下肢按之凹陷，自述起病无特殊原因，查心、肺、肝功能均无特别，经利尿之西药水肿可消退，但随即其肿复至，后改中药，健脾、温肾、利水多方治疗，也只能取一时之效，终不能痊愈，近 20 年，其人生活如常，其肿依旧，其肿是否为"内分泌失调"之水钠潴留所致？限于条件，未做这方面的探索，故不得而知。曾遇一男性患者，70余岁，有1月余之头面肿胀，有冠心病、高血压史，就诊时明显感觉面肿而脖子粗大，动之喘甚，颈部血管怒张，后诊断为肺癌所致上腔静脉阻塞综合征。一妇女57岁，双下肢异常肿胀已多年，就诊时可见双大腿以下肿大如象腿，按之无凹陷，皮肤粗糙，步履维艰，曾经中、西医方法治疗，均无多大效验，经超声检查下肢、腹腔血管亦无异常发现，心、肺、肝也未见器质性改变，不贫血。经常用中药治疗乏效。曾考虑为丝虫病所致，但无诊断之依据，建议到上级医院诊治，某医院也考虑为丝虫病，但无特效药物而复来就诊。后诊断性地使用治疗丝虫病药物，中药以活血化瘀行水之法治疗，多年之水肿得以消散过半，后因家境不佳，未再坚持治疗。清·唐容川《血证论·阴阳水火气血论》曰："瘀血化水亦发水肿，是血病而兼水也。"对于顽固性之水肿，可参考使用化瘀之法治疗水肿。另外，临床上还可以见到头皮水肿，按之头皮虚浮者；热毒致局部皮肤肿胀者；中风后单肢肿胀等，不可一一列举。

耳 鸣

耳鸣，是以患者自感耳内鸣响，如闻潮声或如虫鸣，其声可大可小，频率可高可低的一临床症状。耳鸣可发生在两侧，亦可为一侧，有的患者不能区分而以"脑鸣"自述者亦有之，不影响听觉者称"耳鸣"，影响听觉者称"重听"或"耳聋"。

关于听觉功能，《灵枢·邪气脏腑病形》曰："十二经脉，三百六十五络，其血气皆上于面而走空窍……其别气走于耳而为听。"《素问·阴阳应象大论》曰："北方生寒……在脏为肾……在窍为耳。"所以耳之听觉功能与人之经络、气血、脏腑功能都有关系，但各有侧重，轻重有别。

由于耳为肾之外窍，《灵枢·海论》曰："髓海不足，则脑转耳鸣。"《灵枢·决气》曰："精脱者，耳聋……液脱者……耳数鸣。"其言肾虚则耳鸣，故以补肾填精为治者居多。

《灵枢·口问》："黄帝曰：人之耳中鸣者，何气使然？岐伯曰：耳者，宗脉之所聚也，故胃中空则宗脉虚，虚则下，溜脉有所竭者，故耳鸣……上气不足，脑为之不满，耳为之苦鸣，头为之苦倾，目为之眩。"此言胃虚而气血不足，气血耗竭，髓海不得充实而耳鸣。

《素问·热论》曰："伤寒……三日，少阳受之，少阳主骨，其脉循胁络于耳，故胸胁痛而耳聋。"言胆经火热而鸣。

《素问·脉解》曰："太阳……所谓耳鸣者，阳气万物盛上而跃，故耳鸣也。"言阳气盛，活跃于上，可致耳鸣。

其实临床所见之耳鸣者，因于实者不在少数，足少阳胆经绕耳而行，如因暴怒，肝火不泄，循少阳经脉上扰，清窍失灵。或因风邪上扰，均可导致耳鸣。

案例一

秦某，男，64岁，2018年2月9日初诊。

患者有近1年的左耳鸣响，伴有头眩晕，以右侧为重，无高血压史，曾在资中县人民医院行脑血流图检查，提示脑血管痉挛，X线片提示右侧上颌窦炎，曾服西药扩血管药物及针灸等治疗无效。就诊时除上述症状外余无特殊不适。舌淡红，苔薄白。

辨证：风邪上扰。

治法：疏散风邪。

处方：金银花20克，连翘20克，薄荷18克，桑叶30克，白芷18克，玄参30克，苍耳子20克，辛夷18克，防风20克，菊花30克，黄芩20克，蝉蜕12克，广藿香30克。五剂。

2月14日二诊：

耳鸣大部消退，头晕亦好转，续上方四剂善后。

按：治疗耳鸣一证，以虚入手者多见。金·刘河间在《素问病机气宜保命集》中提出"耳聋治肺"。清·王孟英《温热经纬》认为"肺经之结穴在耳子，名曰龙葱，专主乎听"。近代名医干祖望先生认为咽鼓管急性阻塞或化脓性中耳炎所致耳聋，往往伴有鼻塞、流涕、咳嗽等肺经症状，选用三拗汤之类，疏风宣肺通窍可获效。

本例患者虽然耳鸣近1年，从证候分析，其病因为风邪为患，其邪也未深入，仍居肺表，故治疗以疏风解表为法，风去而耳鸣即除。

案例二

陈某，女，46岁，2017年4月12日初诊。

患者述近两月多来，两耳鸣响，甚为苦恼，伴有头目晕眩，乏力，食欲一般。就诊时面色不华，气短，不耐劳作。仔细问诊，其近数月经量多，每在1周以上。耳鸣如蝉，白天稍轻，晚间更感鸣声扰烦，影响睡眠，唇甲不华。舌淡，苔薄白，脉大而无力。

辨证：气血两虚，肾气不固。

治法：益气养血，补肾填精。

处方：黄芪 30 克，当归 25 克，山药 30 克，黄精 30 克，熟地黄 30 克，山茱萸 20 克，白芍 30 克，阿胶 15 克（烊化），陈皮 12 克，枸杞 20 克，甘草 3 克。五剂。

4 月 20 日二诊：

经服完上方后，自感乏力大为好转，耳鸣减轻，白天已不能感觉，夜静之时还有所闻，但远不及以前严重。面色较前红润，经水未至，腰微酸，舌淡红。续上方为治，上方加入续断 30 克，杜仲 30 克，五剂。

之后，患者来述，服完上药后，耳鸣已止，最近一次经量亦正常。嘱可续服六味地黄丸，以资巩固。

按： 此例为虚证所致耳鸣，气血亏耗，精气不足，脑为髓海，血不为精，髓海不足，则耳鸣响。以当归补血汤加填精补肾之品而获效。补肾之法除可精血互生之外，尚可固冲任，束带止遗而塞流，对于绝经前后诸症，更为合适，如下血多还可酌情加入鹿角胶、龟胶、菟丝子、熟地黄、山茱萸等，气甚者黄芪可重用 50～100 克，尚可用人参、白术、山药等。方中佐以陈皮，以防峻补碍脾之虞，有胃疾者，尚可加以砂仁、麦芽、枳壳等。

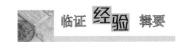

崩 漏

崩漏，又称漏下、崩中，是指妇女非周期性、非正常行经而阴道出血量大如崩或淋漓不尽，行经时间延长为主要表现的妇科疾病。该病多见于年龄较大之妇女，与肾气亏损，冲任不固，带脉失束关系密切。青年女子见者多为先天禀赋不足或血热为患。

中医治疗该病较有特色，历代医家对该病的治疗尝试，积累了丰富的临床经验，总结出了很多好的处方，辨证准确，疗效可靠。

中医对于崩漏的认识，可追溯到《黄帝内经》，《素问·阴阳别论》云："阴虚阳搏谓之崩。"即肾阴亏虚，肾阳偏亢，水不济火，肝不藏血，冲任失调，脾阳失温，不能统血。临床所见，可大致粗分为阴、阳两类情况：一因于热者，即所谓"阳崩"，多为肝肾阴虚，虚热内动，可见出血量少而淋漓不断，血色鲜红或伴头晕耳鸣，心烦易怒，舌红，苔少，脉细数。治疗以滋养肝肾，凉血止血为法。二因于阳虚者，即所谓"阴崩"，多为脾肾阳虚，其出血量多，色淡不稠，精神萎靡，面色不华，头目虚眩，畏寒肢冷，舌质淡，苔薄白，脉沉细，尺脉更甚。治疗可温补脾肾，固冲止血。另外，少见者为虚中加瘀者，出血之时，血有凝块，腹中疼痛，舌紫暗。

案例一

周某，女，51岁，2018年3月25日初诊。

患者自述经量多，时间长，本次经期已逾20余日（2013年曾经如此发作1次），每日需用卫生巾十余个，几乎不能工作，遂在家休息。就诊时脸色无华，气短懒言，焦虑不安，经色淡而红，少有血块。舌淡，苔薄，脉大而数。

辨证：肾气亏虚，冲任失固

治法：补肾益气，摄经止血。

处方：阿胶9克（烊化），海螵蛸40克，鹿角霜30克，黄芪30克，地黄 30 克，党参 30 克，牡蛎 30 克，龙骨 30 克，白芍 30 克，山药 30 克，白术 30 克，茜草 30 克，仙鹤草 30 克，菟丝子 30 克。二剂。

3 月 28 日二诊：

上方服完二剂后，出血大部停止，面色不似前白而无华，精神好转，舌淡，脉虚。处方续上方加仙茅 30 克，巴戟天 30 克，二剂善后。后来患者因其他疾病来诊，述服完药后，经血已止。

案例二

唐某，女，50 岁，2018 年 11 月 12 日初诊。

患者因血友病，每到经期就量多如注，曾在北京某医院住院治疗，输注凝血因子出血可减轻，因不能根治，遂出院后回当地治疗。此次出血已经十余天，量极多，面色不华，体虚浮。舌淡，脉弱。检验：凝血因子 II 活性 67.7%；凝血因子 IX 活性 56.9%；凝血因子 X 活性 3.3%；凝血酶原时间 32.9 秒，活化部分凝血酶时间 42.4 秒。

辨证：气不摄血，肾虚失固。

治法：益气摄血，补肾固冲。

处方：黄芪 40 克，炒白术 30 克，海螵蛸 30 克，白芍 30 克，鹿角霜 30 克，生地黄 30 克，煅龙骨 40 克，血余炭 30 克，山药 30 克，党参 30 克，菟丝子 30 克，甘草 6 克。三剂（配方颗粒剂）。

11 月 15 日二诊：

服上方后血已停，面色稍华，家属要求巩固疗效。

处方：地黄 30 克，黄芪 50 克，白术 30 克，白芍 30 克，海螵蛸 30 克，淫羊藿 30 克，党参 30 克，仙茅 30 克，山药 30 克，煅龙骨 40 克，牡蛎 40 克，血余炭 30 克，山茱萸 20 克，甘草 6 克。三剂。

按：本案为血友病患者，先天性凝血因子缺乏，故而每次月经都经量多而时间长，以往出血不止时都是采用输液、输血、止血等方法治疗，延时已久。此次患者要求中药治疗，遂采用传统中医辨证处理，考虑为先天不足，气虚不能摄血，肾气亏耗，冲任不能固摄而致血下不止，方用大剂参、芪、术益气健脾，"有形之血不能骤补，无形之气急当固摄"，气足则血有所主，即益气摄血之意。鹿角霜、山药、菟丝子、生地黄调补肾气，以固其本，肾精足则冲任不虚，经血得束，海螵蛸、血余炭、煅龙骨止血而治其标。全方用张锡纯《医学衷中参西录》之固冲汤加减，效果尚佳。后来该患者又曾多次有类似出血，均采用该法治疗获效，但因其原发病问题，终不能根治。

我在临床上曾治疗较多的类似患者，均为中年妇女，出血急骤，时间长而不止，患者往往自己购药如云南白药、宫血宁之类服用而效果不佳，最后才求治于中医治疗。记得在1977年，我在龙江区卫生院工作时，有日接诊一中年妇女，40余岁，因出血甚多已十数日，出血多时连换纸都来不及，无奈之，用围裙覆盖其背，以遮掩其裤，就诊时，不能坐凳，其状甚凄。诊其脉大而芤，舌淡白少苔，面色无华。考虑为气不摄血之故，药用黄芪、白术、熟地黄、党参、煅牡蛎、海螵蛸、菟丝子、阿胶、血余炭、仙茅、煅龙骨、鹿角霜治疗后而血方止。

对于出血量不大，淋漓不断，时间较长，有的夹血块，其治疗方法以益气养血、补肾、固摄为法，不可因见血块而徒用活化之品，耗其正气。再有就是，血止之后，应继续调补气血、固纳肾气。像上面举例是以急图之法，血止后或以丸或以散剂久以治之，以图巩固疗效方为周全。

古人对于崩漏的治疗曾提出"塞流、澄源、复旧"的治疗策略。即首先要止血，及时地控制出血，出血减少后则应找出其出血的原因并消除之，最后一步是调整患者的机体，恢复其常态。这里面包含有"急则治其标，缓则治其本"的先后原则，对临床有指导意义，但也不应机械地看待，临证时往往结合应用，比如止血（塞流）之药可以在治因（澄源）之中使用，如清热凉血止血、益气健脾止血、补肾塞固摄止血等。治因与复旧结合，如补脾益气养血、益气固冲养血、益气止血养血等。

药物的选择参考：

滋阴补气：野参、红参（可以救危固脱）。

阴阳两虚：炮姜炭、棕榈炭、赤石脂。

凉血止血：牡丹皮、焦栀子、藕节、生地黄。

温经止血：艾叶、炮姜、鹿角霜。

祛瘀止血：益母草、蒲黄炭、三七、大黄炭。

固涩止血：赤石脂、乌梅炭、五倍子。

对于崩漏使用介类药治疗的问题，历代医家都主张，如《医学入门》之固经丸，《医学衷中参西录》之固冲汤，近代蒲辅周先生治疗崩漏都有体现。对于其机制，张寿颐曾曰："不知血之妄行，多是龙雷相火，疏泄无度，为介类有情，能吸纳肝肾泛滥之虚阳，安其窟宅，正本清源，不治血而自止。"龟板、牡蛎、阿胶之类血肉有情之品，平肝之阳，敛肾之阴，阴阳平和，经水自安。固经丸用龟板，固冲汤用龙骨、牡蛎、海螵蛸，均是此意。

妊娠恶阻

妊娠早期出现恶心呕吐，头晕倦怠，甚至食入即吐者，称为"妊娠恶阻"。

《景岳全书》曰："凡恶阻多由胃虚气滞，然亦有素本不虚，而忽受胎妊，则冲任上壅，气不下行，故为呕逆等证。"故认为导致该病是由于气机壅滞不畅或为脾气亏虚，而冲气上逆，胃气失于和降而发生呕吐。除此之外，还可以见到痰饮中阻于胃，胃气上逆者。

一般恶阻不甚者，在早孕之后，其症可以逐步减轻好转，但亦有反应严重数月不止者。脾胃虚弱之人，妊娠早期呕恶不食，脘腹胀满，全身乏力，头晕思睡，口淡或呕吐清涎，舌质淡，苔白，脉沉弱。治疗可选五味异功散、六君子汤等加减治疗，健脾和胃。肝胃不和，气机不畅者，妊娠初期，呕吐苦水或酸水，胸满胁痛，嗳气叹息，头胀而晕，烦渴口苦，精神抑郁，舌淡红，苔黄，脉弦滑。治疗以半夏茯苓汤、二陈汤加枳壳、紫苏叶、香附等。另外，有忌惮孕中用药而致恶心呕吐日久，出现精神萎靡，形体消瘦，眼眶下陷，发热口渴，尿少便结，唇舌干燥，呕吐带血水样物，舌红，苔薄黄或光剥，脉细数无力，气阴两虚明显者，可用生脉散、益胃汤治疗。

案例一

甘某，女，23岁，2016年4月初诊。

患者为初次妊娠，早期就反应强烈，因虑服药可能对胎儿不利，故未行药物干预，希望3个月后自行缓解，但3个月后恶心、呕吐无缓解征象就诊时已妊6月，恶心、呕吐不止，反而有增剧之势，每日茶米不进，食入口即吐，母体消瘦，每日恶心、呕吐10～20次不等，异常辛苦，已经失去信心，坚持要提前终止妊娠。患者素体无宿疾。舌红，苔薄黄，脉滑数。

辨证：痰饮阻胃，郁而化热。

治法：清热化痰，降逆止呕。

处方：煅石决明 30 克，煅瓦楞子 30 克，砂仁 12 克，竹茹 30 克，法半夏 15 克，茯苓 15 克，白术 20 克，苏梗 20 克，广藿香 20 克，陈皮 15 克，黄连 9 克，黄芩 12 克，生姜 3 片。二剂。

服药后恶心、呕吐减轻，可少许进食，偶尔还有胃不适，但比服药前轻微，口含药后其泛恶可减轻。饮食逐步加进，以后以健脾和胃为治，断续服药，足月后产一女，健康聪明。

按：本例为中焦痰饮内停，复因孕后胎气上逆而致胃失和降之能，续反复之呕吐，因失于治疗日久，而饮从热化成痰热之变，治疗以清热化痰（饮），和胃降逆同进。方中，黄芩、黄连清热，法半夏、茯苓、苏梗、广藿香、竹茹、陈皮、生姜化痰饮而降逆和胃，煅石决明、煅瓦楞子坚阴镇逆。

案例二

陈某，24 岁，女，2017 年 10 月 12 日初诊。

患女已孕两月，就诊前半月出现恶心伴呕吐，每日数次，每闻食物、油腻必恶心加重，食欲减退，面色不华，唇白，气短乏力。舌淡，苔薄白微腻，脉细弱。

辨证：脾胃虚弱，胃气上逆。

治法：健脾益气，和胃降逆。

处方：党参 20 克，白术 20 克，陈皮 12 克，法半夏 12 克，竹茹 30 克，广藿香 18 克，豆蔻 15 克（后下），稻芽 12 克，砂仁 15 克（后下），茯苓 12 克，生姜 3 片。二剂，水煎服。

10 月 15 日二诊：

服完上药后，恶心、呕吐大为减轻，少许胃有不适感，可以进少许食物，精神转佳，面稍见红润。胃气渐复，续上方为治。

处方：党参 20 克，炒白术 30 克，陈皮 12 克，砂仁 15 克（后下），山药 20 克, 稻芽 15 克, 生姜 3 片。三剂。

续三剂后, 患者未再呕吐, 一般情况改善, 遂停药。后随访, 临期顺产一健康男婴。

按: 本例患者素体不健, 有慢性胃炎史, 怀孕后血气养胎致脾胃更虚, 复因冲气上逆, 胃失和降, 其治疗重点在培补中焦, 故以异功散, 小剂进之, 以免虚难受补, 味重难进。二剂后脾虚渐复, 胃逆得降, 续三剂而收功。

妊娠恶阻一证, 为临床之多见, 西医认为与早孕后, 体内激素水平急剧改变所致, 一般不需要特别治疗。但有部分患者, 反应剧烈也给患者带来异常之辛苦。中医对于该病认识较早, 辨证得当, 治疗效果也很好, 可以较快减轻临床反应, 对于缓解患者痛苦, 保证胎儿营养大有裨益。至于孕期用药, 是否会给孕妇带来风险或影响胎儿。《素问·六元正纪大论》指出: "妇人重身, 毒之何如……有故无殒, 亦无殒也……大积大聚, 其可犯也, 衰其大半而止, 过者死。" 理论上本证有脾虚、痰阻、气滞等分型, 但临床所见往往交织, 并不单纯, 临证时需要仔细分辨其孰轻孰重而针对性用药。值得注意的是, 该病毕竟特殊, 用药宜精, 小剂而进, 得效即止, 避免大毒、耗气、峻下、动血之品, 并告诉患者, 打消其用药顾虑。

痛 经

　　痛经，指行经前后或行经期间出现下腹部疼痛、坠胀，伴有腰酸，可同时伴有恶心、呕吐、腹泻、头晕、乏力等症状，严重时面色发白、出冷汗等，症状严重可影响生活与工作。痛经多发生于年轻女子，其中大部分为原发性痛经，少数继发于盆腔疾病，如子宫内膜异位症、子宫腺肌病等。

　　中医对于痛经有较全面的认识和治疗方法，辨证准确，其疗效也比较肯定。中医认为，发生痛经的原因与肝气郁结、瘀血内停、寒凝胞宫、血虚失养关系密切。

　　（1）肝主疏泄、藏血，体阴而用阳，女子容易受情绪影响，郁怒伤肝，肝气为之郁结，肝失调达则气滞，气滞则血行不畅，故导致行经疼痛，其疼痛可在行经前或经行时，腹胀而痛，经行不畅，喜揉按，或伴有矢气则舒等。

　　（2）因于瘀血之经行腹痛最为常见，特别是青年女子者多属此型，如继发于子宫器质性疾病，多表现为经前与经期小腹剧烈疼痛，痛如绞痛样或刺痛样，拒按压，按压疼痛不缓解或反而加剧，伴有经色暗红、有血块，淋漓不畅，舌质瘀斑，舌下静脉粗大。

　　（3）寒凝所致痛经，可为素体阳虚，寒邪内停，或经期为寒邪所伤，或劳作伤于寒水，导致寒邪停于胞宫，寒邪收引故小腹寒痛拘急，喜温拒寒，经色暗红有血块，或黑如豆汁，面色不华，四肢欠温等。

　　（4）因于血热壅阻之痛经，源于肝郁化火，或感于热邪、热毒，其经色深红，质稠或夹小血块，少腹疼痛拒按或灼热，舌红，苔黄。

　　上述四证型为临床较为常见者，为实证痛经，其中，气滞、血瘀、寒凝之间往往互相影响，有时难以截然区分，如气滞者可兼瘀血，寒凝者往往有气机不畅，瘀血停着，其临证时也需要辨其主次而兼顾之。

　　（5）因于虚而致胞宫失养之痛经，多为素体孱弱，或大病失养，其痛经在行经之时或行经之后，腹痛隐隐，喜揉喜压，经量少而淡稀，或经量多，血去而痛愈甚，舌淡，脉细弱。

痛经的治疗，《景岳全书·妇人规》云："经行腹痛，证有虚实，实者或因寒滞，或因血滞，或因气滞，或因热滞；虚者有因血虚，有因气虚。然实痛者，多痛于未行之前，经通而痛自减；虚痛者，于既行之后，血去而痛未止，或血去而痛益甚……但实中有虚，虚中亦有实，此当于形气禀质，兼而辨之。"在临床上，气滞血瘀可选用膈下逐瘀汤，行气活血。寒凝血瘀，可用少腹逐瘀汤或温经汤散寒祛瘀。血热壅阻可用血府逐瘀汤或《景岳全书》之清化饮（地黄、芍药、黄芩、牡丹皮、麦冬、石斛）。精血亏虚者，可用《傅青主女科》之调肝汤（当归、白芍、山药、山茱萸、巴戟天、阿胶、甘草）。具体应用时，根据其具体情况，或疏泄肝气与化瘀止痛，或暖宫散寒化瘀，或益气补血数法同进。

痛经的治疗要点有二：其一，治疗大法不离"瘀"。虽言诸多因素可导致本病，但其最终都会导致血行不畅，瘀滞胞宫，其痛乃作，即便是气血亏虚者，也是气虚难以推动血运，虚实间杂，非单独虚证，故而治疗应益气养血，活血化瘀。其二，依据月经周期用药。痛经的治疗，非一剂而已，往往需要多个月经周期性用药，一般而言，轻则三个周期，重者五个周期可以痊愈。经验用法是每次经行前1周开始服药，连续服药七八剂，经至停药，待下一次周期将至时如法用药。

另外，对于调整人之气血，古人也有以天时与人生理规律相结合来进行治疗的说法，《素问·八正神明论》曰："月始生，则血气始精，卫气始行，月郭满，则血气实，肌肉坚；月郭空，则肌肉减，经络虚，卫气去，形独居。是以因天时而调血气也……月生无泻，月满无补，月郭空无治，是谓得时而调之。"故滋肾养血等补益宜在阴历的上半月（即初一至十五）进行，活血通经等泻法宜在下半月（即十六至月末最后一天）进行，以顺应阴血盛衰的节律。《黄帝内经》虽然是针对针刺的补泻而言，但运用于调经，其意义相同，可供参考。

案例一

张某，女，18岁，2019年5月6日初诊。

患者自述有痛经已两年左右，每次经行前一两天即感下腹胀痛不适，经至时往往疼痛更甚，经来不畅，色黑量少，疼痛严重时须卧床，须服用散利痛或芬必得方能缓解疼痛，曾自服姜红糖水、调经片等药，收效不大。就诊时舌稍红，脉弦涩。

辨证：肝气郁结，气滞血瘀。

治法：疏肝解郁，活血止痛。

处方：当归20克，生地黄30克，川芎15克，柴胡30克，制香附20克，赤芍30克，五灵脂20克，郁金18克，益母草30克，红花12克，甘草3克。七剂。嘱其经前1周服用，每日一剂，经期忌食生冷，注意休息。待下个月经周期前按此方续服，处方不变。

患者后来告知，经用上方后，坚持治疗，两个月后，痛经大见好转，可以不须用止痛药，三个月经周期后，痛经基本消失，只有轻微不适。

案例二

李某，女，27岁，2018年9月3日初诊。

患者已婚，有痛经多年，月经周期大致正常，每次经期疼痛剧烈难忍，自感小腹发凉，喜覆盖温暖之物，经色呈暗红色，有较多血块，四肢欠温。经超声检查有左侧"附件囊肿""腺肌症"。舌淡，苔白，脉迟。

辨证：寒滞胞宫，瘀血停着。

治法：温经散寒，活血化瘀。

处方：桂枝15克，当归25克，熟地黄30克，砂仁20克，沉香9克，延胡索15克，红花15克，川芎18克，三棱30克，制香附20克，乌药20克，炙甘草6克。七剂，嘱其忌生冷食物。

10月二诊：

述其服用上方后，本次痛经大有好转，血块也减少，行经较以前通畅。嘱其待下次经前续服上方七剂，不必更方。

后随访，该女照上方连续治疗四个月经周期，现痛经未作，经色转红，少许血块，疗效满意。

按：以上两例痛经，前者肝气郁结，气滞血瘀，故以行气活血为法，以四逆散合四物汤加味活血化瘀之品治疗之。后者，因寒滞胞宫，瘀血停留，故用温经汤、四物汤合方，加重化瘀之品。其中桂枝、砂仁、沉香暖肝散宫寒，制香附、乌药行气止痛，当归、川芎、延胡索、三棱、红花活血化瘀、止痛、消积块。

经前呕吐

女子每逢行经前即出现恶心、呕吐，经后如常人，称经前呕吐。

案例一

肖某，女，30岁，2019年4月20日初诊。

该女称其有行经前数天即感胃不适之旧疾，恶心、呕吐，胃中难受，待行经后，此疾自然消失，如常人。本家姐妹也均有此疾。患者已婚，有一子，平时饮食一般，喜素食，月经周期及经量正常。舌质淡，苔薄白，脉沉细。

辨证：肝失疏泄，脾胃虚弱。

治疗：疏肝健脾，和胃降逆。

处方：柴胡30克，白芍30克，白术30克，枳壳15克，竹茹30克，陈皮15克，党参30克，法半夏20克，旋覆花30克（包煎），香附20克，甘草6克，生姜3片。三剂，水煎服。

患者服药恰值本次行经前1周，三剂服毕，月经即至。此次行经前未再有恶心呕吐，患者大喜，未料多年之苦，数药而愈。建议下次行经前续服三剂，平常少进生冷食品。后随访，其疾未复发。

按： 从其家人有此疾及舌、脉表现可知患者系禀赋中焦不健。经至之时，肝气疏泄太过，肝木克土，脾胃益虚，胃失和降之能，上逆为恶心、呕吐。治宜抑肝扶土，和胃降逆，方用柴胡疏肝散合旋覆代赭汤加减，疏肝、健脾、和胃止呕。

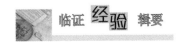

经行头痛

经行头痛，是指每次经期或行经前后，出现以头痛为主的病证，一般多发生于较年轻的女子。

女子易为情志所扰，加之行经前后更易精神紧张，肝气郁结而失于疏达致冲气偏旺，冲气挟肝气上逆，上扰清窍而头痛。或肝郁而气滞，气滞而血行不畅成瘀血之证，阻于脑窍而头痛。另外，行经时，气血下注冲任、胞宫，如为素体虚弱，气血不足，则行经时更易血不上荣于脑，脑失所养，致头痛绵绵，其证为虚，与上面所述不同。

肝气郁结，气滞血瘀者之头痛，多发生与行经前或行经时，头痛较剧，情绪波动较大，烦躁不安，睡眠不宁，易怒，经行不畅，经色暗红有瘀块，往往伴发腹痛，脉涩。治疗可用柴胡疏肝散合通窍活血汤加减治疗。

气血亏虚的头痛，其头痛绵绵，多发生于经期或行经后，伴见面色不华，气短懒言，经量少，色淡，或月经后期，无血块。舌淡，脉细弱。治疗可用八珍汤、十全大补汤加减治疗。

无论是气滞血瘀之头痛或气血亏虚之头痛，均可在处方中加入川芎、藁本、白芷、细辛、蔓荆子等止痛对症之品，根据不同情况还可以辨证加入天麻、远志、白蒺藜、磁石、龙骨、珍珠母等。

案例一

王某，女，19 岁，2019 年 5 月初诊。

患者因其胞姐患月经疾病，经在我处治愈后，续来要求治疗。就诊时自述每次行经前及经期均会出现头痛，行经毕后头痛止，每次月经均如此，已多年矣。仔细询问，其头痛一般在头之两侧，伴有烦躁，月经周期正常，经量不多，色暗红，有少许血块，稍感腹痛，喜食辛辣，冷食，脉弦。

辨证：肝气郁结，气滞血瘀。

治法：行气活血，平肝止痛。

处方：川芎 20 克，当归 15 克，熟地黄 25 克，桃仁 15 克，制香附 20 克，白芷 15 克，柴胡 20 克，红花 15 克，藁本 15 克，磁石 30 克，甘草 3 克。嘱其行经前 1 周开始服用，连续五剂，忌辛辣之品，不熬夜，注意休息。

患者按照上方服药后来告知，服药后这次行经头痛较以前大为好转，只有轻微发作。遂告之其照上述方法，连续调养三个月经周期。后随访，其言头痛已愈。

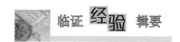

附件囊肿

附件囊肿是现代医学病名，妇科常见病，它可发生于任何年龄，但大多数发生于生育期。造成附件囊肿的原因一是炎症所引起，二是内分泌失调所造成。大部分患者没有临床症状，少数可伴腹痛、小腹不适、白带增多、白带色黄、白带异味、月经失常、痛经等。附件囊肿如为生理性的无须处理，部分可以自行消失。病理性的附件囊肿不会自行消失，西医一般采用手术治疗。

临床上也较易遇到部分患者不愿接受手术治疗或考虑手术后复发和担心皮肤瘢痕等原因而求助于中医的病例。

中医无此病名，但可以结合中医"癥瘕""积聚"等疾病的认识辨证治疗，部分可以获效，以免除患者手术之苦。

该病总的病因为痰瘀夹杂，肝气郁结。所以治疗本着逐痰，行气活血为原则。

案例一

吴某，女，18 岁，2018 年 5 月 22 日初诊。

患者患左则附件囊肿，先后经多家医院超声检查诊断，大小 6 厘米左右，除此无其他表现，身体素质尚可，舌稍红。

辨证：癥瘕。

治法：行气活血化瘀。

处方：桂枝 18 克，茯苓 30 克，丹参 30 克，桃仁 20 克，赤芍 30 克，红花 15 克，夏枯草 30 克，青皮 30 克，醋柴胡 30 克，三棱 30 克，莪术 30 克，龙骨 40 克，牡蛎 40 克，香附 30 克，五灵脂 30 克。四剂。

5 月 26 日二诊：

经服上方，患者无不适，续上方四剂。

5 月 30 日三诊：

超声检查示囊肿消失，子宫、附件无异常发现。

按：桂枝茯苓丸为《金匮要略》方，由桂枝、茯苓、牡丹皮、桃仁、芍药各等分，炼蜜为丸。该方原为瘀血留结胞宫，致妊娠胎动不安，漏下不止，血色紫黑晦暗，腹痛拒按者而设，是妇科、产科瘀阻、难产之良方。现将其方改良用于治疗附件囊肿可获效。对于囊肿较大者，可加入穿山甲① 片；带下黄臭、炎症重者，可加入红藤、败酱草等。

---

① 穿山甲为国家保护动物，现多用其替代药物。全书同。

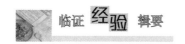

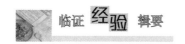 带下病

女子有少许白色分泌物，不稠，不稀，色无异常，亦无大臭，氤氲之时稍有增多，是气血旺盛，津液充沛，肾气注入冲任的表现，乃属正常之生理现象。王孟英有云："带下，女子生而即有，津津常润，本非病也。"

在病理情况下带下量多，色白或黄或赤或五色并见，气味腥臭，或绵绵不休，或恶臭伴阴痒。色白而量多，无甚臭者，为脾不运湿，湿邪下注所致；中老年者带下色白而清稀，伴腰膝酸软，多为肾气亏虚，带脉失束所致；若带下色黄，黏稠，臭味，阴内灼热，口苦心烦，为湿邪化热下注之象；若感受湿热毒邪，见带下五色秽浊，恶臭难闻，阴内灼热，则为热毒或恶疾，应予重视。

带下病治疗，健脾除湿是其大法，当脾气健旺，水湿得化，则带自止。妇女带下清稀而量多，气味腥臭，绵绵不断，伴腰膝酸软，乏力，四肢不温，面色不华，脉沉而无力者，多为脾肾阳虚，带脉失束所致，治疗应补肾健脾，固摄止带。带下色黄黏滞，或黄白相兼，气味浓厚，小便短黄，口渴多饮，舌苔黄厚，湿热为主者，治以清热除湿。感受毒邪，带下黄赤恶臭，或五色带下，阴中瘙痒，应清热解毒化湿。另外，亦可配合外用之法（特别是有局部皮肤瘙痒者），其效更捷。

案例一

谢某，女，45岁，2017年4月21日初诊。

患者带下增多2月左右，色白而不稠，少许气味，腰稍痛，近月晚间夜尿次数较以往为多，小便不黄，无刺痛感，精神一般，食欲尚可。舌淡，苔薄白，脉平。

辨证：脾肾两虚，带脉失束。

治法：健脾益肾，固涩止带。

处方：黄芪30克，白术30克，白芍30克，桑螵蛸30克，海螵蛸30

克，党参 30 克，山药 30 克，山茱萸 20 克，菟丝子 30 克，覆盆子 30 克，龙骨 40 克，牡蛎 40 克。四剂（配方颗粒剂）。

4 月 26 日二诊：

患者由以前每晚 5～6 次夜尿现在减为 2 次，带下大为减少，精神好。续上方四剂以资巩固。

按：脾肾两虚所致带下病在临床最为多见，基本治法为健脾益气，补肾固涩。无论年龄，只要带下不是特别黄稠，都可以用此为基本方加减，我在临床治疗颇多，其效均捷。脾虚甚，还可加入红参、莲子、芡实；腰痛加杜仲、桑寄生、续断；无尿频者可去桑螵蛸。

案例二

张某，女，35 岁，2016 年 4 月 16 日初诊。

患者自述近几月来带下比以前明显增多，色黄而气味大，每染内裤，自觉容易发怒，口渴多饮，大便每日 1 次，稍干，曾经西医诊断为盆腔炎，输液抗菌消炎治疗，效果不佳。舌质红，苔薄黄，脉数有力。

辨证：湿热带下。

治法：清热燥湿。

处方：黄柏 15 克，苍术 27 克，土茯苓 30 克，白术 30 克，黄芩 15 克，茵陈 20 克，木通 12 克，柴胡 20 克，法半夏 15 克，薏苡仁 30 克，泽泻 12 克，甘草 3 克。三剂，水煎服。

4 月 21 日二诊：

服完上方后黄带减少，大便不干，上方加海螵蛸 30 克，煅牡蛎 30 克，三剂。

后患者因其他病来诊，述服完药后，带下已正常，半年未复发。

按：湿热带下，临床亦常见到，带下色黄或黄白相兼，亦有带中夹血丝者，方可选用完带汤、龙胆泻肝汤等加减。如为热重，尚可加入地榆、苦参、栀子、金银花、贯众、椿皮；阴痒者可加地肤子、蛇床子。

本例二诊时其热已解，故加入海螵蛸、煅牡蛎固涩止带，以竟全功。

附外用方：

外用方一：黄柏 16 克，栀子 15 克，苦参 30 克，大黄 20 克，蛇床子 30 克，枯矾 12 克。煎水外洗。

外用方二：苦参 30 克，大黄 15 克，白鲜皮 20 克，吴茱萸 12 克。煎水外洗。

痹 证

痹证，是以患者肢体关节疼痛、麻木、酸楚、重着为主要表现的病证，部分伴有关节或肢体活动不利，严重者可有关节变形，给正常的工作、生活带来影响。

《素问·痹论》曰："风寒湿三气杂至，合而为痹也。其风气胜者为行痹，寒气胜者为痛痹，湿气胜者为著痹也。"三邪为患，阻碍气血运行，经络闭阻，痹证乃生。

《素问·痹论》所云，道出了痹证发生的主要原因为风、寒、湿三邪为患，并根据邪之偏胜而有行痹、痛痹、著痹三型之异。汉·张仲景称其为"历节病"。元·朱丹溪以"痛风"名之。对痹证的认识历代均有。元以前认为痹证以寒邪为主，至朱丹溪后有属热邪致痹之认识，除表现为关节肌肉疼痛外，尚可见发热、汗出、关节红肿、口渴、脉数等，多由感受风湿之邪或由痹证日久，郁而化热而致，临床处方用药重在清热化湿通络，如宣痹汤等，药如秦艽、防己、桑枝、薏苡仁、木瓜、蚕沙、金银花藤等之类，不可过用散寒温燥之品。张石顽《张氏医通》在论述痹证之治疗时说："行痹者，病处行而不定，走注历节痛之类，当散风为主，御寒利气仍不可废，更须参以补血之剂，盖治风先治血，血行风自灭也；痛痹者，寒气凝结，阳气不行，故痛有定处，俗称痛风是也，治当散寒为主，疏风燥湿仍不可缺，更须参以补火之剂，非大辛大温不可释其寒凝之害也；着痹者，肢体重着不移，疼痛麻木是也，盖气虚则麻，血虚则木，治当利湿为主，祛风散寒亦不可缺，更须参以理脾补气之剂。"

清·叶天士创"久病入络"之说。痹证后期，经久不愈，损伤肝肾，瘀血、浊痰阻络。表现为关节疼痛症状不减，肌肤暗紫，疼痛固定不移，甚则关节变形，屈伸不利，伴见肌肉消瘦、萎缩，腰膝酸软；或畏寒肢冷，阳痿早泄，骨蒸劳热等。此时气血受损，肝不柔筋，肾不养骨，复因瘀血痰阻，治疗时，单纯疏风、散寒、除湿已非所能，痹证非但不能除，反风燥伤及气血。治疗之法在于酌情补益肝肾，行瘀化痰。这就是后世医家总结"顽痹"的治疗四法：从虚、从瘀、从痰、从肝肾（痹、痿同病时）。

总之，中医之痹证包括范围很广，大部分肌肉、关节疼痛性疾病均可包含在其中。因其涵盖了西医之病种较多，故治疗效果差异较大，比如急性风湿热、肌炎、风湿性关节炎、反应性关节炎、痛风、肩周炎等，但经过合理的治疗，往往可以取得较好的疗效。一些骨关节病、类风湿关节炎、骨肿瘤、骨结核、关节退行性变等疾病的中医治疗往往难短期奏效。

案例一

高某，女，38 岁，2019 年 6 月 5 日初诊。

患者因左肩胛部不适伴麻木 1 月，稍感疼痛而就诊，2018 年也有如此发作史，就诊时左臂活动自如，伴有恶风，容易出汗，左肩胛部压痛。舌淡，苔薄白，脉平。

辨证：风邪外袭，营卫失和。

治法：疏风散邪，调和营卫。

处方：桂枝 15 克，白术 30 克，白芍 30 克，黄芪 30 克，防风 18 克，茯苓 20 克，秦艽 20 克，川芎 15 克，海桐皮 20 克，大枣 12 克，甘草 6 克。三剂，水煎服。

6 月 10 日二诊：

服完三剂后，肩胛部症状完全消失，未有汗出。上方续进三剂而巩固疗效。

按：此证为痹证之轻者，为营卫不和，卫外不固，被风邪所袭，血脉运行不畅之痹证。因病程短，所痹不甚，处方以黄芪桂枝五物汤调营和卫，以实卫表，防风、秦艽、海桐皮祛风邪，所幸患者年轻，病程不长，因而效佳。本痹证虽然未见有疼痛游走之象，但因受风邪而病，与行痹之病机相同，故诊为行痹。

案例二

刘某，女，63岁，2017年2月19日初诊。

患者近2月出现下肢发冷，麻木不仁，尤以左下肢胫骨为甚，膝关节以上无感觉，经在当地医院服药（具体药名不详）无甚效验。舌淡，苔薄，脉沉细。

辨证：肾阳亏虚，寒邪内停。

治法：温阳散寒行痹。

处方：附子24克，干姜30克，白芍30克，补骨脂30克，鹿角霜30克，肉桂9克，熟地黄30克，牛膝27克，白术30克，淫羊藿30克，当归20克。三剂（配方颗粒剂）。

2月28日二诊：

服完上方后，下肢自感寒冷减轻，自行停药。近两日又感下肢冷，其余无特殊变化，续上方加制川乌18克，细辛9克。三剂（配方颗粒剂）而愈。

按： 此证为典型之肾阳不足，寒邪侵袭之证。肾主北，在天为寒，在地为水，属阴中之阴而内藏元阳。《灵枢·本脏》曰："经脉者，所以行血气而营阴阳，濡筋骨，利关节者也。"《素问·调经论》云："血气者，喜温而恶寒，寒则泣而不流，温则消而去之。"经脉喜温而恶寒，血气在经脉中，寒则泣涩，温则通利。若肾中元阳不足，内生阴寒，不能正常地温煦经脉，则经脉不利，血气行涩而失其通畅。阳气既虚，血行不畅，局部经脉缺少血气的正常涵养，则寒邪乘隙袭入，寒主收引，寒邪痹阻经脉，初则关节疼痛，活动不利，久而出现经脉挛急，关节拘挛难以屈伸。本例虽未见疼痛，而以自感寒冷、麻木为主，为阳虚而寒凝，血脉不畅所致，初诊以温补元阳，二诊加入制川乌、细辛散寒通脉，寒去阳复而病已。

案例三

伍某，女，43岁，2017年2月27日初诊。

患者有近1月的颈、左胸及双下肢疼痛，原因不明，颈部强急，无高血压及心脏病史，胃部无压痛，曾在当地治疗无效（用药情况不详）。舌质淡红，苔薄白，脉平。

辨证：寒邪外袭，经脉不利。

治法：温经散寒，活血通络。

处方：葛根 30 克，川乌 18 克，草乌 12 克，白芍 30 克，桂枝 18 克，鸡血藤 30 克，当归 20 克，川芎 18 克，姜黄 18 克，防风 20 克，伸筋草 30 克，杜仲 20 克，川牛膝 30 克。四剂（配方颗粒剂）。

后随访，四剂后患者疼痛消失。

按：患者为外感寒邪致血脉失于和畅，经脉拘急，不通则痛，治疗上祛散寒邪以除其本，通络行痹以治其痛。方中二乌大热以散寒邪止痛，为方中之主药，辅以桂枝、防风、葛根祛风解肌止痛，而更适用于寒邪之于上部者，川牛膝除痹引药下行以利其足，鸡血藤、当归、川芎、姜黄行血通络以助血行。

案例四

李某，男，70 岁，2015 年 9 月 1 日初诊。

患者双膝关节疼痛已多年，走平路关节疼痛尚可忍耐，但上、下坡时疼痛加重明显，其疼痛与天气变化关系不大。就诊时双膝关节疼痛，不红肿，余无特殊。舌质淡，苔薄白。

辨证：风寒湿痹，肝肾亏虚。

治法：行痹止痛，补益肝肾。

处方：桑寄生 30 克，续断 30 克，鸡血藤 30 克，川牛膝 30 克，杜仲 20 克，狗脊 30 克，独活 20 克，当归 20 克，补骨脂 30 克，黄芪 30 克，红花 15 克，巴戟天 20 克，松节 30 克，川乌 24 克（先煎 2 小时），草乌 20 克（先煎 2 小时）。二剂，水煎服。

按：本例患者服上药后疼痛减轻，由于经济问题，治疗时断时续未曾连续治疗。先后多次来诊，在上方基础上加减治疗，自述均有效，下肢疼痛可以减轻，加入川乌、草乌后，止痛效果更显著。治疗期间嘱其少负重及登高行走，自行坚持关节保健按摩等，后来膝关节疼痛逐渐好转。本例患者痹证经年，加之年事已高，肝肾亏虚，筋疲骨衰，治疗自不同于痹证之初起，补肾强筋壮骨，伍以活血之品治本以缓图是其大法，方中桑寄生、续断、川牛膝、杜仲、狗脊、补骨脂、巴戟天补益肝肾兼有除痹之功，当归、红花活络助血行，二乌散寒止痛以消痼疾。

四川之地周高而中凹，不利水湿之行，其人多感寒与湿，阻于经脉，伤人筋骨者较为普遍，故痹证多见，其轻者身强肢痛，治以散寒除湿，羌活胜湿汤等可愈，防风、羌活、白芷、川芎、苍术是为主药，风药可除湿。痛甚可加细辛；颈部强痛甚，可入葛根、白芍、姜黄；上臂痛软加桂枝、威灵仙；下肢痛甚或肿胀用独活、薏苡仁、木瓜、五加皮。感寒重者，疼痛较为剧烈，下肢自觉冷感如冰，如冷风之袭，以胫为主，多伴肾阳不足，治宜温阳散寒，方可用大乌头汤等，方可用川乌、草乌、肉桂、独活、附子酌情使用，往往有良效。肢体疼痛而体虚汗出者可用黄芪桂枝五物汤加入当归、木瓜等益气柔筋之品，不可徒风药害正。痹证日久不愈，肝肾亏虚、肝血不足则筋脉不利，肾气亏耗则骨为之不健，尤其年事较高之人，腰膝酸软，骨肉销铄，肢体不利，步履维艰，治疗更需顾及肝肾与气血，药如杜仲、狗脊、续断、骨碎补、熟地黄、怀牛膝、千年健、桑寄生、当归、白芍之类。久痛入络，经脉不行可参入虫类搜风通络活血之品，如蜈蚣、地龙、全蝎、白花蛇、乌梢蛇、红花、苏木、血竭、三七、川芎等。至于热痹一证，在急性风湿热、痛风等患者中可以见到，关节肿胀、疼痛、局部红而热，其痛不可及，舌红而苔黄腻，治宜清热除湿，通利关节，方可用白虎加桂枝汤等，药如桑枝、秦艽、地龙、防己、薏苡仁、蚕沙、豨莶草、黄柏、苍术、威灵仙、葛根、木通等。

痹证除内服药物以外还可以参用外治法，如膏药、热疗、推拿、针灸、电磁疗等。

著名老中医李济仁先生推荐痹证的外治法，其效果较好，方法独特，现录于后，供参考使用：当归15克，穿山甲15克，皂刺15克，透骨草30克，桂枝20克，桃仁20克，红花20克，三棱20克，莪术20克，川乌20克，草乌20克。上药共为粗末，装入纱布口袋，加水蒸1小时，取出后稍放片刻，用干毛巾垫于痛处，将蒸热纱布口袋包置于毛巾上半小时左右，每晚1次，每剂药可反复使用4～6次。

咽　炎

咽炎是咽部黏膜、黏膜下组织的炎症，常为上呼吸道感染的一部分。依据病程的长短和病理改变的不同，可分为急性咽炎和慢性咽炎。

急性咽炎是咽部黏膜的非特异性感染，常继发于急性鼻炎、急性扁桃体炎、上呼吸道感染。

慢性咽炎大多是由急性咽炎迁延不愈转为慢性，或是由患者经常饮酒、吸烟，喜好辛辣刺激性食物，接触有害气体、粉尘，用嗓过度等所致。

中医认为咽喉为肺气出入的通道，急性者多为外感所致，以风热袭肺，致咽喉不利。其慢性者可由肺热伤津，炼液为痰，阻于咽喉，咽喉不适，吞之不下，吐之不出，经年不愈。

咽炎的治疗，多以疏风清热解毒、利咽为法，慢性者视其情况，酌情加入养阴、化痰之品，个人经验，治疗鼻渊的药物对慢性咽炎有效。

案例一

刘某，女，5岁10个月，2018年7月18日初诊。

患儿咽喉疼痛10天，饮食差，疲乏，咽喉部可见7~8粒米粒大小的疱疹，咽部发红，舌尖部可见一米粒大小的溃疡，曾在院外就医，诊断为疱疹性咽炎，先后用中西药治疗3次（具体药物不详），效果不佳。舌红，苔黄。

辨证：外感风热。

治法：疏风清热，解毒利咽。

处方：玄参10克，桔梗20克，金银花30克，连翘10克，牛蒡子20克，黄芩10克，麦冬15克，黄连6克，淡竹叶10克，芦根15克，牡丹皮10克，栀子10克，甘草6克。三剂。康复新液一盒，每日2次口含。

7月20日复诊：

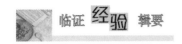

咽喉疱疹消失，舌尖溃疡缩小，周边红退，患儿精神佳，食欲好。上方去黄连、黄芩，加蝉蜕10克，二剂后愈。

案例二

朱某，男，36岁，2017年4月21日初诊。

患者咽部不适多年，查看咽部后壁滤泡多，色红，有干燥感，吞之不下，有多年吸烟史，畏冷，多吃辛辣食物则腹泻，胃脘部轻压痛，冬天犹感手足发凉，患者体型不壮，消瘦。舌淡红，苔薄白，脉平。

辨证：脾阳不振，痰饮内阻。

治法：健脾温阳，化痰散结。

处方：党参30克，白附子30克，陈皮12克，干姜20克，茯苓20克，厚朴24克，白芥子15克，大枣20克，炙甘草9克。三剂（配方颗粒剂）。

4月25日二诊：

服上方三剂后，胃部自感舒适，但咽部未见好转。舌脉同前。

辨证：风热外袭。

治法：清热解毒利咽。

处方：金银花30克，射干20克，玄参20克，山豆根12克，牡丹皮20克，栀子20克，薄荷15克，黄芩20克，桔梗30克，菊花30克，牛蒡子30克，甘草12克。四剂。

4月29日三诊：

服完上方后，查看咽部，咽部滤泡可见，自觉咽部不适症状基本消失，续上方加苍耳子20克，辛夷18克，巩固。后随访云咽疾未复作。

按：慢性咽炎为临床常见疾患，病虽不重，但往往长期不愈，甚者经年，"咽中如有炙脔"，方书称之为梅核气，咽中如有物阻，咯吐不出，吞咽不下，为情志不畅，肝气郁结，肺胃宣降失常，津聚为痰，与气相搏，结于咽喉使然，《金匮要略》治以半夏厚朴汤，行气散结，降逆化痰。但在临床中遇到类似患者，用该方治疗之，其效并不佳，所以往往另辟途径。本例患者，年龄虽不大，但禀赋薄弱，复有胃疾，虑其不耐寒凉，故初诊以附子理中汤，温运中阳，辅以行气化痰之品，三剂后胃脾稍健。二诊以清热解毒、利咽之品进之，而咽干不适得除。三诊加入苍耳子、辛夷疏风，实乃经验之谈，咽喉与鼻同为肺气出入之通道，外邪袭之，可互为影响，我在治疗此类患者时发现用疗鼻疾之药可以利咽，故为之。

内伤发热

内伤发热是有别于感受外感六淫所导致的以发热为主要表现的病证。患者一般病程较长，体温高低不一（或自己感觉体内或手、足心发热，测体温并不高），不易追查到原因，大部分为成年之人。

导致内伤发热的原因复杂，或脏器虚损，或情志失调，或饮食劳倦，或瘀血为患，或脏腑功能失调，或气血阴精亏虚。因于气郁、血瘀者，可郁而化热。因于脏腑、气血亏损者，则可虚阳外越或水不济火而发热。

内伤发热的治疗与外感发热的治疗有很大的区别，不再单一予"以寒制热"之法，一般发散、凉寒之品不可再用。根据不同原因或解郁，或祛瘀，或调整脏腑气机，或补益虚损之脏腑阴阳，使之"阴平阳秘"，其热自退。

案例一

钟某，女，86岁，住院患者，2017年5月5日初诊。

患者自述原有浅表淋巴结肿大，经在外院用中药治疗后消失，其诊断不明。后因不明原因高热，经本地医院治疗后，其热不退，于是转内江市某医院住院治疗数日，其高热仍不减，遂转入我院内科住院治疗。入院后，经各种检查，未见确切有诊断价值的报告，高热已有十数天，经试用多种抗生素，体温依旧。刻诊时，患者卧床，喜闭目，不言语，面色萎黄，食少，体温39.2摄氏度，无寒战，无汗出。脉微弱，舌稍微腻。

辨证：气血两虚，阴火内生。

治法：益气养血，兼以化湿

处方：黄芪40克，柴胡30克，白术30克，党参30克，地黄30克，豆蔻20克，青蒿20克，山药30克，当归20克，升麻8克，甘草9克。

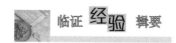

三剂。

第二日体温降至 36.2 摄氏度，可睁眼回答询问，可少许进食。第三日，体温 36.5 摄氏度，进食增多，对答均较前好转，苔稍黄而腻。后调养、观察数日，未再发热，痊愈出院。

按：此例患者年过八旬，中气亏虚，脾虚不化谷为精微，血失生化之源而成气血两亏之证，气虚而阴火内生，血虚而不能配阳，阳亢而热，故而热自内生。李东垣《脾胃论·饮食劳倦所伤始为热中论》认为，脾胃气衰，元气不足，可导致阴火内生，其治疗"惟当以甘温之剂，补其中而升其阳，甘寒以泻其火"，以补中益气汤为主要方剂治疗。本例宗其法，以大剂量黄芪、党参、白术、山药甘温补益中气，地黄甘寒制其亢阳，当归配地黄可以养血之虚。柴胡、升麻举阳而透泄热邪。其苔微腻，考虑为脾虚而湿不化之故，故少以豆蔻行气化湿。

案例二

章某，42 岁，住院患者，2013 年 7 月 16 日初诊。

患者不明原因发热已逾 1 月，每日高热之时体温超过 39 摄氏度，无寒战，初以为感冒，服解表之品，其热不退，后试用多种抗生素无效。于是转省某医院住院治疗多日，经各种检查未查出发热原因，体温如前。因为前后已近 40 天，患者情绪低落，焦虑不安，对于治疗已失去信心。我接诊时见患者卧床，体温虽高而身覆盖被，反应迟钝，面容憔悴，面色稍黑，食欲减退，肌肤灼热，无汗出，有烟酒嗜好。舌红，苔黄厚腻，脉数而不耐按压。

辨证：暑湿。

治法：清暑化湿。

处方：苦杏仁 12 克，豆蔻 15 克，广藿香 30 克，茯苓 15 克，薏苡仁 30 克，金银花 30 克，香薷 12 克，通草 12 克，黄芩 15 克，甘草 3 克。一剂，水煎服。

7 月 17 日二诊：

发热依然，体温 39.3 摄氏度。反复思考，患者虽然有舌红，苔黄而腻，脉数内热之象，但患者倦卧，喜衣被，面色不华，食欲减退而不思凉饮，脉虽数而不耐按，实为脾虚湿郁化热所致，加之患者有烟酒之嗜，故脾虚，阴火内生实为发热之本，不应为舌象所误，故宗李东垣之法，甘温以除热。

处方：党参 30 克，白术 30 克，黄芪 30 克，柴胡 20 克，地黄 30 克，陈皮 12 克，当归 20 克，茯苓 20 克，麦芽 12 克，甘草 3 克。一剂。

7 月 18 日三诊：

服上方后，体温降至 37.6 摄氏度，精神转佳，续上方一剂。

7 月 19 日四诊：

体温降至 36.3 摄氏度。食欲好转，已不恋衣被，苔腻变薄。后连续观察数日其热未再发生。

按：此例与钟某案异曲同工，均为中焦气虚，阴火内生之故，且发热高而时间久，一般对症之中西药不能降其温。只是本例为中年体壮患者，高热而舌红苔腻，其脉洪数，恰值暑季，故初诊未敢进甘温之剂，二诊时，未被其舌苔所误，而重体征，辨证契合病机，故而 40 余日之高热一剂热降，再剂而愈。

湿 温

湿温，是湿热病邪所引起的急性热病，是温病学的重要组成部分，因其有鲜明的临床表现、病变特征和治疗方法，所以足以引起临床医生的注意和研究。

湿温的病名首见于《难经·五十八难》，曰："伤寒有五，有中风，有伤寒，有湿温，有热病，有温病，其所苦各不同。"晋·王叔和、宋·朱肱继而有其发挥，但真正系统地论述并完整其体系的是清·薛生白的《湿热病篇》、吴鞠通《温病条辩》，系统地论述了湿温的病因病机以及辨证论治等，同时提供了大量的处方供临床使用。

湿温四时皆有，但以夏秋季为多，与其气候相关。暑热炎炎，雨水较多，水湿为火热蒸腾，故而湿热生焉，是其外因。也可因内伤于脾，脾不运湿，湿郁化热者，起病初期即见胸脘痞闷，口渴不饮等症状，是湿热内生之由来。

湿温的临床表现变化多样，一般初中期以在气分为主，起病缓慢，身热不扬，胸闷脘痞，苔腻，后期视其情况可热化伤津，进而动血而出现斑疹、谵妄。也可湿困伤阳，病从寒化者。严鸿志《感证辑要·湿热证治论》谓："湿多者，湿重于热也，其病多发于太阴肺脾，其苔必白腻，或白滑而厚，或白苔带灰，或黏腻浮滑，或白带黑点而腻，或兼黑纹而黏腻，甚或舌苔满布，厚如积粉，板贴不松。脉息模糊不清，或沉细似伏，断绝不匀，神多沉困似睡，证必凛凛恶寒，甚而肢冷，头目胀痛，昏重如裹如蒙，身痛不能屈伸，身重不能转侧，肢节肌肉疼而烦，腿足痛而且酸，胸膈痞满，渴不引饮，或竟不渴，午后寒热，状若阴虚，小便短涩黄热，大便溏而不爽，甚或水泄……热多者，热重于湿热也，其病多发于阳明胃肠，热结在里，由中蒸上，此时气分邪热郁遏灼津，尚未郁结血分，其舌苔必黄腻，舌边尖红紫欠津，或底白罩黄，混浊不清，或纯黄少白，或黄色燥刺，或苔白底绛，或黄中带黑，浮滑黏腻，或白苔渐黄而灰黑。伏邪重者苔亦厚且满，板贴不松，脉象数滞不调，证必神烦口渴，渴不引饮,甚或耳聋干呕,面色红黄黑混,口气秽浊,则前论诸证或现或不现,但必胸腹热满,按之灼手,甚或按之作痛。"此段论述较完整地把湿热的表现,特别是舌苔的变化描述较详,可供临床参考。其中对于黑苔的认识,的确是颇具见地,除阳明腑实或极热伤津或少阴虚寒重证可以见到外,临床更多见到的就是湿热或痰湿内蕴了,见到舌苔变黑(除外染苔),患者往往诧异,其实,只要是因湿所致,恰当治疗效果均佳,湿浊一除,黑苔即化。

湿温的治疗,首辨湿与热的孰轻孰重,热重则清热之品偏重,反之除湿之药不可少,两者相互配合,才能达到目的,热重于湿,专投燥湿则易招致伤津灼液,湿重于热,过分寒凉则戕伐阳气,使湿滞难除。两者轻重不明之时,温热学家更主张偏重于治其"湿",因"湿去则热孤",然后一剂清凉之品,则余热涤荡,病得全解。清热之品如黄芩、黄连、黄柏、栀子、金银花、连翘、芦根、石膏之类,根据情况酌情选用。但需注意寒凉清热太过可致阳气受损。我曾治一陈姓患者,因外感后,前医迭进黄连、半夏、栀子等后导致胃脘疼痛已经多日,每晚胃必不适,经输液及用甲氧氯普安等效果不佳,按之有剑突下压痛,舌黑而干,少津,脉不数,考虑为寒湿困脾所致,方用附子15克,枳壳30克,白豆蔻20克,干姜20克,苍术20克,厚朴20克,党参30克,陈皮18克,木香20克,茯苓30克,莱菔子30克,第二日舌黑苔全部去,胃部不适大见好转,苔变稍黄。二剂服完,胃部已自感无恙矣。

湿温的治疗,临床除了要辨别湿与热的多少外,重要的是要辨别其所在的部位和兼夹之证,好遣方用药。有在上焦(肺、卫表)、在中焦(脾、胃、胆)、在下焦(肝、肾、肠、膀胱);在膜原、在经络、兼毒者、夹滞者、在营血等之异。

在卫表者:可用芳化辛散之品,宣化湿邪,如藿香、佩兰、淡竹叶、荷叶、豆蔻等,方如藿朴夏苓汤、三仁汤、荷香正气散等加减。

在中焦者:困阻脾胃者,宜进苦辛之品,燥湿化浊,如苍术、草豆蔻、陈皮、半夏等,方如半夏厚朴汤、王氏连朴饮、雷氏芳香化浊法可参照使用。

在下焦者:可选淡渗之品利湿如茯苓、猪苓、泽泻、通草、豆卷、薏苡仁、淡竹叶,方如茯苓皮汤等,可辨证应用。

邪伏膜原半表半里者:身痛,手足沉重,苔白厚腻,则需雷氏宣透膜原法,草果仁、槟榔、藿香、石菖蒲可用。

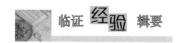

湿在经络者：身重困疼痛，关节不利，可选秦艽、防己、豆卷、木通、蚕沙、宣木瓜等除湿通络舒筋之品。

白㾦者：白㾦多见于湿温之初、中期，其疹饱满莹润，遍布全身者为湿热外出之顺证（西医称其为汗疹），治疗以淡渗、透达为法，可予茯苓、通草、淡竹叶、猪苓、荷叶、豆卷、佩兰等。

夹热毒者：咽喉肿痛或溃烂，可加入解毒之品，解毒化湿，如金银花、连翘、板蓝根、射干、马勃等，方如甘露消毒丹，是其代表方。

湿热阻滞于肠道者：腹部痞满，便下不畅，嗳气，反酸，吞腐，可消食化积，清热祛湿，枳实导滞丸可用。

至于湿温日久，热化入营动血，出现斑疹、吐血、便血、惊厥等则治疗方法与温病无异，清营凉血是正治之法，不再赘述。

除上述湿温的治疗要分清湿热的轻重、部位外，个人体会，在处方中适量加入行气之品，效果会更好一些，湿温一证，留恋中焦气分者多见，湿性黏滞，容易阻碍气机，使人脘痞，纳呆，腹胀不适，在化湿中加入厚朴、枳壳、香橼、陈皮等，起效更捷。三仁汤中用杏仁，也是为了宣利上焦肺气，"气化则湿亦化"，道理相同。

案例

陈某，男，72岁，住院患者，2018年5月12日初诊。

患者不明原因发热5天，自认为是"感冒"，在家自行购药服用2天无效，后经当地乡村医生予以输液等治疗，发热时轻时重。现经门诊收入住院治疗，入院时，体温38.8摄氏度，轻微咳嗽，口渴不思饮，无汗出，血常规、尿常规无异常，肺部X线片无特殊。住院后经输液、对症等处理，体温不退，邀中医治疗。刻诊时发热，无汗出，轻微咳嗽，乏力，食欲减退，口苦腻。舌红，苔黄腻，脉濡数。

辨证：湿热客于卫表。

治法：芳香辛散，宣化湿热。

处方：广藿香30克，佩兰30克，茯苓20克，薄荷12克，苦杏仁15克，金银花30克，豆蔻18克，陈皮12克，薏苡仁30克，淡竹叶12克，甘草3克。二剂。

一剂后体温降至37.8摄氏度，二剂毕，体温36.5摄氏度，痊愈出院。

荨麻疹

荨麻疹，中医称为"瘾疹"，俗称"风疹块"，是由于皮肤、黏膜小血管扩张及渗透性增加而出现的一种局限性水肿反应，有急、慢性之分。急性发作者往往在短期内痊愈，慢性者可迁延数月经年，反复发作，患者甚为苦恼。

发作时常先有皮肤瘙痒，随即出现红色、肤色或苍白色风团，少数患者有水肿性红斑，风团的大小和形态不一，发作时间不定。风团逐渐蔓延，融合成片，部分患者可伴有恶心、呕吐、头痛、头胀、腹痛、腹泻，严重者还可有胸闷不适、面色苍白等全身症状，出现严重过敏反应者可危及生命。

中医认为荨麻疹的发作是由于素体禀赋不耐，复因外邪所加，或饮食不慎，或气血脏腑功能失调所致。一般急性者多为实证，慢性者多为虚证或虚实夹杂。

荨麻疹起病急骤，多为风邪为主，而兼夹热邪、寒邪、湿邪等所导致。临床所见，以风热多见，风团颜色鲜红，遇风受热加重，常伴鼻塞、流涕、咽干、咽痛、大便干结，舌红苔黄，脉浮数。治疗可用银翘散加减，因为本型常累及血分，所以处方中常需虚加入清热解毒凉血之品。药用金银花、连翘、黄芩、板蓝根、紫草、浮萍、牛蒡子、牡丹皮、蝉蜕、玄参等。

风夹寒者临床相对少见，风团颜色淡或苍白，遇寒受凉后加重，伴鼻塞咽痒，身痛，身强，舌淡，苔薄白，脉浮紧。方用桂枝麻黄各半汤。药用桂枝、麻黄、防风、荆芥、大枣、生姜、甘草等。

风夹湿者多因饮食所伤，湿热滞于胃肠。有不恰当饮食摄入史，如西医认为之异性蛋白（动物肉类、海鲜、蛋类等），继后发生风团，每次两者关系密切相关，常伴有腹痛、腹泻、呕吐、脘痞、大便稀烂不畅，舌红，苔黄腻，脉数或濡数。方可以三妙散、土茯苓茵陈汤加减。药用黄柏、苍术、地肤子、茵陈、土茯苓、陈皮、土荆皮、厚朴、木通等。

慢性荨麻疹可经数月、经数年不愈，反复发作，不易找寻原因，此型往往与患者气血亏虚有关。气虚则营卫不固，腠理疏松，易被风邪所袭，脾胃虚弱，生血失源，血虚则风自内生，可成为诱发本病之因。风团发作特点为反复发作，时间较久，夜晚或劳倦时加重，面色无华，肢体困倦，舌淡，苔白，脉细弱。方可选玉屏风散、五味异功散、归脾汤等加减。此时过分疏散之品已不适宜，药可用黄芪、白术、当归、防风、白芍、蒺藜、地黄、煅牡蛎、甘草等。本地已故名老中医杨洪康习惯用五味异功散加乌药、吴茱萸等治疗慢性荨麻疹，可资参考。

现代医学认为本病与免疫有较大关系，使用药物只是一方面，避免相关因素的影响也很重要：

（1）避免辛辣刺激性食物和油腻食物，如牛肉、羊肉、鸡肉、海鲜、香菜、韭菜、生姜、蒜、葱、蛋类、菌类等食物，禁饮浓茶、酒类等。宜食用清淡、富有营养的易消化食物，多食蔬菜、水果。腹痛者避免食用粗糙、带壳及硬的食物，以免加重腹痛及引起上消化道出血。腹泻者不宜食用纤维素含量较多及润肠通便的食物，如芹菜、香蕉等。

（2）避免使用致敏性药物及有关的食物添加剂。

（3）解除情绪紧张，调节睡眠。

（4）多饮水，促进致敏物质排泄。

（5）其他因素：避免机械刺激；尽量不要让日光照射皮肤；不被昆虫叮咬；应保持整洁、安静、温湿度适宜、空气清新的生活环境；避免用力搔抓致使皮肤破损，防止感染；避免用肥皂、过热水洗澡；避免穿着粗糙、不透气衣裤，内衣宜选宽松柔软的棉质品；避免剧烈运动。

案例一

林某，男，26 岁，2018 年 9 月 6 日初诊。

自述皮疹反复发作，色红，高出皮肤，痒甚，前后两月有余，经用激素等西药抗过敏治疗，发作不止，有时稍效，此次发作已 3 天，遇热水沐浴时，全身皮肤发红，可见抓痕，以双手臂为更明显。舌红，苔薄黄，脉数。

辨证：风热客于肌腠，扰及血分。

治法：疏风，清热，凉血。

处方：蝉蜕 18 克，金银花 30 克，连翘 20 克，黄柏 18 克，刺蒺藜 30 克，紫荆皮 30 克，紫草 30 克，地黄 30 克，地肤子 20 克，菊花 30 克，玄参 20 克，石膏 30 克，牛蒡子 30 克，荆芥 20 克，甘草 9 克。二剂。

9 月 9 日二诊：

患者服一剂后双手皮疹较前一日更为明显，第二日大部分消失。双大腿痒，起疹。舌红，苔后根黄腻。

辨证：风热夹湿。

治法：清热燥湿，疏风凉血解毒。方用二妙散加味。

处方：黄柏 15 克，苍术 3 克，地肤子 30 克，牡丹皮 20 克，金银花 30 克，蝉蜕 18 克，紫草 30 克，薄荷 18 克，木通 12 克，佩兰 30 克，苦参 18 克，野菊花 30 克，牛蒡子 30 克，紫荆皮 30 克，茯苓 30 克，防风 20 克，甘草 6 克。二剂。嘱其避免用过热水沐浴，忌辛辣、刺激、肥腻之品。

上方服后皮疹全部消失，2 月后回访云皮疹未再发作。

案例二

张某，女，45 岁，2017 年 6 月初诊。

患者近 2 年来反复出现皮疹，皮疹高出皮肤，皮色稍红，遇冷风后加重，曾经先后到多家医院使用激素等西药抗过敏及中药清热解毒、凉血等治疗，时而有效，时而复发。西医不能明确过敏原因。就诊时可见皮肤抓痕甚多，患者无烟酒嗜好，体质一般。舌淡，苔薄白，脉平。

辨证：营卫失和，血虚风动。

治法：养血固卫，兼以息风。

处方：生地黄 30 克，白术 30 克，陈皮 12 克，茯苓 20 克，黄芪 30 克，桂枝 15 克，当归 20 克，白芍 30 克，白蒺藜 30 克，蝉蜕 12 克，大枣 12 克，防风 12 克。五剂，水煎服。嘱其避风寒，忌辛辣、肥甘、海鲜之品，饮食清淡为宜。

后随访，患者服三剂后皮疹大部消退，五剂后完全消失，后坚持上方加减十余剂，荨麻疹未再发作。

按：虽然说风疹块从风治，但慢性者则不可一味祛风为法。其慢性者，往往时间已久，正气为之不足，卫气失固，营卫失和，易为外邪所感，邪之居于腠理间。血虚者，则风从内生，故治疗应以益气养血为主，兼以祛风。本例以黄芪桂枝五物汤益气调营卫以固表，生地黄、当归养血以息风，白蒺藜、蝉蜕、防风疏风散邪。全方以补营血为主，疏风祛邪辅之。

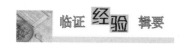

面肌痉挛

面肌痉挛，又称面肌抽搐，为一种半侧面部不自主抽搐的病证。抽搐呈阵发性且不规则发作，程度不等，病程可在数年至数十年，可因疲倦、精神紧张及自主运动等加重。起病多从眼轮匝肌开始，然后涉及其他或对侧面部肌肉。

本病病因不明，现代西医学对此尚缺乏特效治法。目前一般采用对症治疗，但效果均欠理想。中医认为，此病与感受风邪有关，病久入络，气血不畅，故治疗多从活血祛风入手。我在临床中亦遇到此病患者，初以活血祛风为治，其效不佳，后改为祛风清热，有一定效果，现列举之，供同道参考。

案例

易某，男，42岁，2018年6月8日初诊。

患者述有两年余的面部肌肉跳动，起病原因不明，左眼周、左面部、左口角等处明显可见肌肉跳动，有时减轻，有时明显，经甲钴胺、镇静药等各种西药及蜈蚣、全蝎等中药治疗，效果不显著。就诊时可见面部肌肉跳动，余无特殊，体壮。苔微腻。

辨证：风邪外袭。

治法：祛风解痉。

处方：蝉蜕12克，白芷18克，胆南星12克，白附子15克，蒺藜30克，羌活20克，防风15克，白芍30克，当归20克，地黄30克，地龙20克，全蝎9克。五剂，水煎服。

7月3日二诊：

感觉跳动减轻不明显，经CT检查有鼻窦炎，自述有鼻炎多年，偶有鼻塞，考虑患者系外感风邪所袭，鼻为肺之外窍，风邪上受，故鼻窍为之不利，面肌为之眲动。

治法：祛散外风。

处方：白芷 24 克，川芎 18 克，细辛 9 克，石膏 30 克，菊花 30 克，蝉蜕 18 克，苍耳子 20 克，辛夷 18 克，防风 20 克，黄芩 20 克，荆芥 20 克，钩藤 30 克。五剂，水煎服。

7 月 9 日三诊：

自觉面部跳动减轻，发作次数减少，大部分局限在左眼角及左口角处，余无特殊。既效，续上方，加强祛风药为之。

处方：白芷 20 克，川芎 18 克，细辛 9 克，石膏 30 克，菊花 30 克，蝉蜕 18 克，苍耳子 20 克，辛夷 18 克，防风 18 克，黄芩 20 克，荆芥 20 克，钩藤 30 克，威灵仙 30 克，僵蚕 20 克，甘草 6 克。四剂。

7 月 17 日四诊：

眼角有轻微跳动，需仔细查看方可见到，其余均消失，苔薄黄。

处方：白芷 24 克，川芎 18 克，细辛 9 克，石膏 30 克，菊花 30 克，蝉蜕 18 克，苍耳子 20 克，辛夷 18 克，防风 20 克，黄芩 20 克，荆芥 20 克，威灵仙 30 克，薄荷 18 克，龙胆草 18 克，甘草 6 克。五剂。

按：中医无面肌痉挛之病名，从"风性多动"的特点，可以推测其为风邪为患。初诊时所虑患病已久，论治以养血、疏风、解痉为法，方用牵正散治疗，结果无甚效验。二诊为始从外风论治，其理由有两点：一是虽然患病两年有余，但患者正值壮年，身体强壮，外邪未能深入，正气未损。二是除面部肌肉眲动外，尚有鼻窍不通之患，肺居于上，为五脏之华盖，主气而开窍于鼻，主卫外而为人身之表，外邪所袭，故皮肉动而窍不通，所以二诊改以疏散风邪之剂获效，后因风邪化热，舌红而苔黄，故入石膏、黄芩等清热之品，使两年之顽疾得以缓解。

面 瘫

面瘫，又称面神经麻痹，急性起病，主要表现为患侧面部表情肌瘫痪，口眼歪斜，额纹消失，不能皱额蹙眉，眼裂不能闭合或者闭合不全。根据损伤的部位不同分为中枢性面瘫和周围性面瘫，中枢性病变位于面神经核以上至大脑皮质之间的皮质延髓束，通常由脑血管病等引起，还可以伴有语言障碍、偏瘫、偏身感觉障碍等症状。周围性面瘫又称面神经炎或贝尔麻痹，是最常见的面神经疾病，占面瘫70%以上，一般预后良好。

案例

冉某，男，7岁，2020年12月27日初诊。

一日前，家人发现患儿面部歪斜，初未在意，过日未愈，续来就医。就诊时口向右歪斜，笑及说话时更为明显，左眼闭合差，白睛微露，触诊耳后无压痛，耳道外无特殊。舌淡红，苔薄白。

处方：白芷10克，威灵仙12克，川防风10克，胆南星5克，荆芥12克，羌活10克，蜈蚣2克，天竺黄10克，白附子4克，当归12克，川芎12克，僵蚕12克，甘草3克。六剂（配方颗粒剂）。

2021年1月3日二诊：

口歪斜大见好转，仔细查看仍有轻微歪斜，目可闭合，鼻唇沟居中，舌脉无特殊，续上方四剂巩固。

按：周围性面瘫一般有临床自愈倾向，但通过合理的治疗与干预，可以缩短恢复的时间。中医大致认为此病为感受风邪所致，临床所见有些患者的确可以追溯到有晚间迎窗而卧而受风的病史，醒后发现面瘫，加之风性善行而数变，与本病也相符合。因感受外来之风邪，故治疗以疏风散邪为其治疗大法，可同时配以通络、解痉之品，取效更捷。本例用牵正散加味而成，原方中白附子味辛，性温，有毒，主入阳明经，善行头面，祛风化痰止痉，故以为君药；臣以僵蚕、全蝎，二者皆可息风止痉，全蝎长于通络，僵蚕并可化痰，共助君药祛风化痰止痉之力，用热酒调服，可通血脉，以助药势，引药直达病所，而为佐使。本例所治之证，为风痰阻于头面，阳明经脉受损所致。足阳明之脉荣于面颊、口、环唇，风痰阻络，精髓受损，筋肉失养，面肌失用而缓；无感邪之侧气血运行通畅，肌力正常，缓侧被健侧牵引，故见口眼歪斜。本例为孩童，散剂不便服用，故变通为配方颗粒剂，因其风邪不重，又因小孩脏腑未损，治疗及时，故取效快捷。

我在临床之时，所用上方出入，或散剂或配方颗粒剂治疗者众多，均收全功。

痤 疮

痤疮学名为寻常痤疮，俗称"青春痘""暗疮"，是好发于青年男女的常见的一种慢性炎症性皮肤病，西医认为其发病与皮脂分泌过多、毛囊皮脂腺导管堵塞、细菌感染（痤疮丙酸杆菌）和炎症反应等因素密切相关，好发于面颊、额部、下颌，亦可累及躯干前胸、背部及肩胛部位。青春期后雄性激素水平降低，皮脂腺分泌减少，痤疮往往能自然减轻或痊愈。由于其表现呈现多形性（粉刺、丘疹、脓疱、结节等），后期还常遗留色素沉着、持久性红斑、凹陷性或肥厚性瘢痕等，给治疗带来难度，所以早期给予干预治疗更为重要。

中医认为，痤疮的发生早期多为肺胃郁热，同时伴有血分热盛，所以临床可见面部红色疹子，皮肤发红，口干，心烦，大便干结，小便短赤，脉数等。治疗以清热解毒为主辅以凉血。到了中后期，皮疹表现为暗红色结节、囊肿，瘢痕凹凸不平或伴有小脓疱，可见丘疹、粉刺，可遗留色素沉着，舌红或见瘀斑等，此时，在肺胃郁热的基础上多伴有痰瘀互结，治疗在清热解毒的同时应化瘀散结，结合外治法，效果更佳。需要说明一下的是，痤疮的发生往往时间较长，皮损反复发生，所以皮疹与色素沉着、皮肤瘢痕往往同时可见，临床分期也没有那么明显的界限，所以治疗宜因人、因期具体分析，灵活处理为宜。

案例

央某，女，25 岁，2017 年 6 月 12 日初诊。

患者面部痤疮半年左右，曾使用西药外涂等，效果不佳。就诊时体型稍胖，面色红，痤疮主要集中在两面颊部位，少数白头，没有烟酒嗜好，偶有熬夜，皮肤不痒，二便正常。舌红，苔薄黄，脉滑数。

辨证：热毒犯肺，血脉瘀滞。

治法：清热解毒，凉血散瘀。

处方：金银花 30 克，野菊花 30 克，玄参 30 克，连翘 18 克，赤芍 30 克，白芷 15 克，紫花地丁 30 克，天花粉 30 克，皂角刺 30 克，牡丹皮 15 克，黄芩 15 克，乳香 9 克，甘草 3 克。五剂，水煎服。嘱其不熬夜，可用硫黄皂洗面，不用油性护肤品。

6 月 18 日二诊：

服用上方后原有痤疮大部分缩小，未见新发皮疹，面色亦较治疗前好转，大便稍干。续用上方加大黄 6 克，五剂。

之后患者再来诊时，面部皮疹几近消退，面部皮肤较前白皙，并带其姐来治。

按：患者痤疮时间不算长，虽然面部疮疹多而广，但尚未形成瘢痕，所以治疗效果颇佳。临床上，如果患者伴有阴虚，可加女贞子、旱莲草；血热重，加牡丹皮、水牛角；热毒重，加重楼、黄柏、大黄、土茯苓、白花蛇舌草；皮脂溢出多，加侧柏叶、薏苡仁；皮肤痒，加地肤子、苦参；结节、囊肿，加三棱、莪术、桃仁；女子月经不调，乳房胀痛，月经有血块者，可加柴胡、益母草、丹参等行气活血之品。

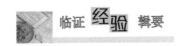

雷诺综合征

雷诺综合征是由于寒冷或情绪激动引起发作性手指（足趾）苍白、发紫，然后变为潮红的一组综合征。有特发性和继发性雷诺综合征两种。特发性者原因不明，继发性者可以是硬皮病、系统性红斑狼疮、皮肌炎或多发性肌炎、类风湿关节炎、四肢动脉粥样硬化、血栓性脉管炎、原发性肺动脉高压等的表现之一。

中医没有这病名，从临床表现来分析，应与感受寒邪，血脉运行不畅，脉络阻滞相关，年龄大者可能伴有肾阳不足，气血亏损等。治疗本着温阳通脉，避免寒冷刺激为务。

案例

肖某，女，45 岁，2016 年 2 月 11 日初诊。

患者因阵发性手指发凉、发白两年多，先后到多家三甲医院就诊，均诊断为雷诺综合征。就诊时见双手掌和指苍白、皮肤稍硬，触摸有肿胀感，自述手指疼痛，其他无特殊。舌淡苔白，脉沉。

辨证：寒滞脉络，气血不畅。

治法：温经散寒，活血化瘀。

处方：黄芪 30 克，当归 20 克，细辛 9 克，川芎 18 克，桃仁 20 克，白芍 50 克，干姜 20 克，鹿角霜 30 克，川牛膝 20 克，伸筋草 20 克，桂枝 18 克，红花 15 克，木通 12 克，甘草 9 克。七剂。

2 月 18 日二诊：

患者自述服上方后，病情大见好转，现局限在左小指尚可见发白，但程度较前为轻，其他均正常。效不更方，续上方七剂。

后电话随访，云未再发矣。2020 年患者再次陪家属到我处治病，询其情况，言其症已大愈，如触寒皮肤可轻度发白。

按： 雷诺综合征，临床时可见到，往往病程较长，中年人较多，其病机以"寒""瘀"二者为主。外受寒邪侵袭，寒凝则气血不畅，闭阻经脉，阳气不达四末，故阵发手指苍白疼痛，遇寒加重。本例方用当归四逆汤加减，温经活血通脉，加黄芪以补气，鹿角霜温阳以助血行，重用白芍在于柔肝而解脉之痉，伸筋草、桂枝温经而引药达四末为使。

雷诺综合征为慢性疾病，病程较长。由于"脾主四肢"，亦由于本例观察时间有限，所以后续治疗，是否还应该加强健脾，并坚持治疗以使疗效更佳值得进一步研究。

紫　斑

　　紫斑，属于中医"血证"范畴，为血液瘀积于皮下，皮肤表现为青紫斑片状，不高出皮肤，无痛感，压之不褪色，有的书称其为"肌衄"。

　　紫斑的发生在温病中较为常见，其出现则提示热入血分，迫血妄行，为诸多血证的一个表现形式，患者往往有下血、吐血、高热、谵妄、舌质紫红少津、脉细数等极热之象，治疗以凉血止血为法。

　　另有一种紫斑与热病无关，患者多为年事已高之人，因有慢性疾病，如有肺气肿、风心病、冠心病等多年，内服药时间已久，有的长期使用激素，结果导致皮肤变薄，皮下瘀斑，特别是双手臂皮下瘀斑，反反复复，多年不愈，除原发疾病外，多无热证表现而伴见食欲减退、面色不华、舌淡、脉弱等，其证为脾气亏虚，与气虚而血失其统相关，治疗应以益气养营摄血为大法。

案例

　　李某，男，87岁，2018年9月11日初诊。

　　患者双上肢前臂皮下见紫红色斑块，大者如钱币，小者如豆状，紫斑之间皮色如常，压之不褪色，红黑斑并见，如此约两年，皮肤薄，宿疾有冠心病、高血压、帕金森病等。因手臂紫斑曾先后服凉血止血、活血化瘀等药，效果不显。就诊时舌淡红，苔薄稍黄。

　　辨证：肺脾气虚，脾不统血。

　　治法：益气摄血。

　　处方：黄芪30克，白术30克，莲子30克，当归20克，党参30克，木香12克，山药30克，白芍30克，茯苓20克，大枣20克，甘草6克。六剂，水煎服。

9 月 26 日二诊：

服上药后，皮下瘀斑大部分消失，皮肤稍见发红，头晕，原有高血压史，二诊以平肝息风柔肝为治。

按：中医认为气与血之间关系极为密切，在生理上相互依存，相互为用；在病理上也相互影响而致气血同病。气对于血，具有推动、温煦、化生、统摄的作用，故气的虚衰、升降出入异常，必然影响血，如气虚则血化生不足。气虚无以温煦、推动血液，则有血瘀之虞。气虚失之统摄之能，血溢脉外而成各种出血之证，血溢皮下、肌腠间则为紫斑。本例患者年事已高，素有心、肺之疾，气血为之亏虚，失统摄之职而为紫斑多年，凉血无益，化瘀害正，唯有补气、养营为之正法，气盛摄血，断出血之因，则瘀斑可除。方用归脾汤加减益气养血摄血。其中以黄芪、白术、党参、山药、莲子健脾益气为主，当归、白芍、大枣养血滋营。根据以往经验，用少许活血之品如琥珀、桃仁、川芎、三七等治标辅助化瘀，但不可量大。

带状疱疹

带状疱疹，中医称为"蛇串疮""缠腰火丹"，是临床常见皮肤疾病，近年来发病似有增多的趋势。它是身体一侧有成群水疱伴有疼痛的病毒性感染性皮肤病，常见发生部位为一侧胸、腰部，也可以在一侧头皮、耳后、眼或腿部等。《外科大成·缠腰火丹》："缠腰火丹，一名火带疮，俗名蛇串疮。初生于腰，紫赤如疹，或起水疱，痛如火燎，由心肾不交，肝火内炽，流入膀胱而缠带脉也。"

本病之发病原因早、中期可以概括为热、湿、瘀，后期以阴液不足、阴虚火旺或阴虚夹瘀为主。本病初期多为情志内伤，肝郁化火，火毒发于皮肤，故皮肤红赤如火燎，皮疹发时，湿阻其中，故疹而成疱，由于热湿阻于经络，络脉不通，血瘀而不畅，故疼痛异常。待湿热渐清，皮损好转后，因热伤阴，瘀血阻络，以致疼痛如刺，入夜尤甚，经久不止。

本病的治疗，清热解毒除湿，通络止痛是其大法，后期阴伤者，应以养阴清热，通络止痛为法。

本病内服药物结合外治法，效果更好。

案例

黄某，女，64岁，2018年8月3日初诊。

患者1周前出现右侧胁肋部疼痛，以为是肝脏问题，在当地做超声检查，肝胆均未发现异常，于是使用西药止痛，3天后皮肤出现疱疹，皮肤红赤，疱疹成串珠样，数十枚，皮肤疼痛异常，少数破溃，口苦干，小便黄赤。舌红，苔黄厚腻，脉弦数。

辨证：肝胆湿热，瘀血阻络。

治法：清热解毒利湿，凉血通瘀。

处方：龙胆草 18 克，牡丹皮 15 克，泽泻 15 克，赤芍 30 克，金银花 30 克，野菊花 30 克，郁金 15 克，黄柏 15 克，木通 12 克，甘草 6 克。三剂。外用青黛加麻油适量，调和后涂于疱疹之上，每日 1 次。

8 月 7 日二诊：

经上内服外敷之后，疼痛缓解，已经可以不再服用止痛药。现皮肤渗出已减少，部分结痂，皮肤红赤减轻，水疱大部分萎缩，舌红，苔薄黄。

处方：龙胆草 18 克，栀子 15 克，牡丹皮 12 克，野菊花 30 克，板蓝根 30 克，金银花 30 克，连翘 15 克，淡竹叶 20 克，天花粉 30 克，通草 12 克，赤芍 30 克，甘草 3 克。三剂。外用法同前。

8 月 15 日三诊：

患者经上处理后，皮疹全部结痂，大部分脱落，现皮肤少许疼痛，余无特殊。舌淡红，苔薄黄。湿热毒邪已解，治宜养阴，清余热。

处方：沙参 30 克，麦冬 30 克，金银花 20 克，玄参 20 克，知母 12 克，赤芍 20 克，板蓝根 30 克，甘草 3 克。三剂善后。

按：带状疱疹的早、中期治疗，基本都是以清热、解毒、除湿为主，疱疹未出现之前，疏风清热，疱疹出胁肋处则要疏郁并清泄肝热，由于本病有瘀阻，所以凉血、活血、消瘀、止痛可以贯穿始终，是本病的特点。西医认为本病是病毒感染，早期足量的抗病毒治疗，对终止后期神经疼痛有较大的益处，中医认为是火毒为患，故中药清热解毒治疗也为非常重要的一环。另外，辅助外用药物，可以缩短病程，减少皮损，并使后遗症状减轻，其方法很多：①鲜鱼腥草洗净，捣烂外敷皮损处，每日 1 次。②鲜大青叶洗净，捣烂外敷患处，每日 1 次。③锡类散或冰硼散，白醋调为糊状外敷，每日 1 次。④六神丸，捣细末外撒患处。⑤季德胜蛇药，研为细末，用醋或麻油调匀外敷皮肤。⑥康复新液，适量于纱布浸湿敷皮肤，每日两次。

名医朱良春外用蕲冰散治疗带状疱疹，收到良效，可酌情使用：蕲蛇 30 克，冰片 3 克，两药共研细末，用麻油或菜油调为糊状，涂敷患处，每日 3 次。蕲蛇搜风解毒力强，对重症顽疾须用蕲蛇，且内服和外用均有效；冰片散郁火，消肿止痛，能引火热之气外出。也可以用蛇蜕，研细末，用橄榄油或麻油调成 40% 油膏，用棉签蘸油膏涂敷患处，每日 2～3 次，或以纱布包扎。一般涂 2～3 次后水疱停止蔓延，逐渐萎缩，疼痛减轻，3～4 天结痂痊愈。

血 精

血精，指精液排出时肉眼观其呈红色，实验室检查可见有红细胞存在的病证。中医学未单独立病名，古医籍可见有记载，如《诸病源候论·虚劳精血出候》说："肾藏精，精者，血之所成也，虚劳则生七伤六极，气血俱损，肾家偏虚，不能藏精，故精血俱出也。"《证治要诀·遗精》说："失精梦泄……见赤浊，亦自热而得。"

现代医学一般认为血精的出现多数由附睾炎、精囊炎、前列腺炎、尿道炎所导致，少数可因房事不当，损伤引起。中医认为导致血精的原因可见于下焦湿热或肾阴亏虚，相火妄动，血失常道；或脾肾气虚失于摄纳，血不归经；少数为瘀血阻滞所导致。治疗以清热、凉血、滋阴为主，有湿热者，应处以清热利湿；肾气亏虚所致者可补肾健脾，益气止血。

据临床所见到的，通过治疗与休息，一般预后都较好，但患者见此证候，往往焦虑或恐惧，所以安抚患者，消除其紧张情绪，对于治疗也有帮助。

案例

赵某，男，41 岁，2011 年 7 月初诊。

患者自述在最近两次同房后排出的精液呈红色，尿道稍觉有热感，其余无异常。患者有烟酒嗜好，最近偶有心烦，口舌干燥。舌质红，苔黄微腻，脉滑数。

辨证：湿热下注，肾阴亏虚，相火妄动。

治法：清热燥湿，凉血坚阴止血。

处方：黄柏 14 克，知母 15 克，生地黄 30 克，牡丹皮 20 克，天冬 30 克，制鳖甲 30 克，石韦 30 克，血余炭 30 克，墨旱莲 30 克，甘草 3 克。

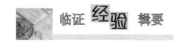

三剂，水煎服。嘱其治疗期间忌酒及房事。

患者服用上方毕后，自己加服二剂。后随访言病已愈。

按： 本患者素烟酒嗜好，从其舌、脉可知有湿热之患，热盛伤阴，相火内燔，伤及脉络，故血随精出。方中黄柏、石韦清热燥湿、利湿坚阴，辅以生地黄、天冬、鳖甲、墨旱莲滋养肾阴，牡丹皮、血余炭凉血止血，全方配伍虽除湿而不伤阴，养阴而不恋湿。

我之后在临证中尚遇多例病患，以阴虚火旺为主要证型，采用上方出入治疗均获痊愈。

肝　寒

案例

刘某，女，39岁，2020年9月28日初诊。

患者自感下腹部冷、胀并感轻微疼痛近半年，以手捂之可觉稍温，故衣不敢敞开，大便时稀不成形，每日1～2次不等，询其经，言平素月经不多，因有痛经，为避孕曾放置"曼月乐"（宫内节育器），现停经亦半年有余。曾经几次中西药治疗，其症不减。舌淡，苔薄白，脉沉细。

辨证：寒滞肝经。

治法：温经散寒。

处方：茴香20克，乌药30克，当归25克，细辛9克，沉香12克，厚朴15克，肉桂10克，香附30克，炮姜30克，附子15克，炙甘草6克。四剂（配方颗粒剂）。

10月3日二诊：

患者服毕上方四剂后，自觉小腹冷感大有好转，即便是外衣不遮亦无不适。舌淡，苔薄腻。宗前法，参入化湿之品。

处方：茴香20克，乌药30克，细辛9克，沉香12克，厚朴15克，肉桂12克，香附30克，炮姜30克，附子15克，广藿香24克，苍术20克，炙甘草6克。四剂。

后患者因其他病来我处就诊，言服药后，腹部冷感基本消失而停药。

按：患者素体尚可，无其他宿疾，小腹冷痛分析是为寒邪侵袭肝脉所致。足厥阴肝经由大敦穴上行经外阴而过少腹至胁之期门后与肺经相衔接。今寒邪居于肝脉，致肝经气不利，故腹痛，寒邪伤阳，故感小腹冷感。肝藏血，为经血之源，经脉阻滞，故经少。治疗应以温经散寒为主，寒去经通而诸证消退。方用当归四逆汤加减：茴香、沉香、肉桂、炮姜、细辛、附子温经散寒，当归、乌药、香附养血行气调经。二诊苔见薄腻，故加入苍术、广藿香化湿之品。

本病按照传统中医的疾病归类还可以"疝气"而名之。中医"疝气"一病，概括较广泛，向有"七疝"之称。《诸病源候论》云："疝者，痛也，此由气结于内，寒气结搏而不散，腑脏虚弱，风冷与邪气相击，则腹痛里急，故云寒疝腹痛也。"清尤在泾曰："疝者痛也，不特睾丸肿痛为疝，即腹中攻击作痛，控引上下者，亦得名疝。"

《金匮要略》论治寒疝方有三则，即大乌头煎宜于寒气内结，阳气不行之腹痛之冷者；乌头桂枝汤宜于表里皆寒者；当归生姜羊肉汤宜于血虚寒疝，又治妇人血虚于中，以养血补虚为主。

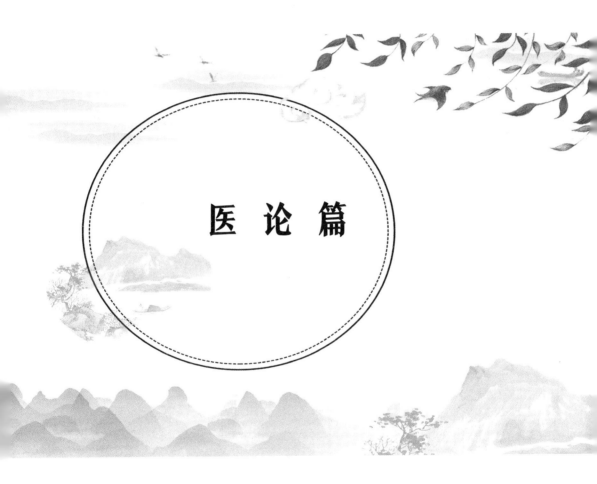

医 论 篇

一、关于肝炎的治疗

中医学中没有"肝炎"这一病名，从其临床表现来看，和中医学的"黄疸""胁痛""湿阻""积聚""鼓胀"等相似，治疗可根据具体情况参考辨证。

造成肝炎的原因，最多见的还是病毒所致，其他药物性、脂肪性、自身免疫性、寄生虫、细菌感染等亦可见到。

近年来，由于抗病毒药物的使用，丙型肝炎（简称丙肝）治疗已经达到很高水平，随着丙肝病毒的清除，其炎症得以良好控制已不是问题。乙型肝炎（简称乙肝）的抗病毒治疗也有较大的进步，只要规范地使用抗病毒药物，大部分患者可以长期地抑制病毒复制，可改善患者的临床症状并取得较好的效果。长期的、有效的抗病毒治疗，预后较不治疗者不良事件的发生率大幅度降低，大大提高了患者的生存率。最近免疫疗法的探索治疗和对于乙肝造成细胞感染原理的研究，相信会给提高乙肝患者的防治效果和最终彻底征服乙肝带来希望。

那么，目前中医在参与肝病防治过程中的作用点又在哪里呢？以个人不成熟的见解，虽然中药抗病毒效果目前还不及西药可靠，但对于改善临床症状，缩短病程，减轻肝脏炎症，抑制肝纤维化有较好的疗效，两相配合，可以相得益彰。

黄疸：无论何种病毒或其他原因造成患者黄疸出现，即可按照中医"黄疸"进行辨证治疗。中医对于黄疸的认识较早，《黄帝内经》中即有黄疸的记载，《素问·平人气象论》："溺黄赤，安卧者，黄疸……目黄者曰黄疸。"《金匮要略·黄疸病脉证并治第十五》将黄疸分为黄疸、谷疸、酒疸、女劳疸、黑疸，并创制了茵陈蒿汤治疗黄疸，到现在为止它仍然是一首治疗黄疸病的重要方剂。《圣济总录》更细分为九疸、三十六黄。之后，元、明、清各大家都有不同的认识和论述。总的来说，发生黄疸的关键因素是湿邪，由于湿阻而使肝胆疏泄失常，胆汁不循常道，熏染巩膜、肌肤从而出现黄疸。黄疸最常见的四个类型：一为湿邪夹热或湿从热化则为阳黄。二为湿邪夹寒或中阳不足或湿从寒化或过用寒凉治疗失当则发为阴黄。三为湿热蕴积化毒，伤及心、肝、营血则变化为急黄。四为湿邪妨碍气机运行，日久气阻血瘀，可发为瘀黄。

湿之为患，与脾之伤关系密切，外伤湿邪，内舍于脾，脾为之困，脾伤则失其运化之能，水谷不为精而为湿，脾伤与湿邪两相交互为患。但临床治疗仍需分先后，首先以除湿为要，湿邪渐去则健脾与祛湿并重，后期以健运脾胃，巩固疗效。

临床所见，黄疸除因受湿所困为主因外，往往尚有兼夹证为多见，如阳黄有热重于湿、湿重于热、湿热并重之分。阴黄有寒与湿之轻重各异，临床当仔细辨别。

黄疸常用治疗方剂：茵陈蒿汤、茵陈五苓散、大柴胡汤、栀子柏皮散、犀角散、安宫牛黄丸、紫雪丹、神犀丹、茵陈术附汤、茵陈四苓散、麻黄连翘赤小豆汤、黄芪建中汤、逍遥散、鳖甲煎丸等，可根据不同适应证选用。

黄疸常用药物：茵陈、赶黄草、黄柏、黄芩、秦艽、栀子、茯苓、猪苓、木通、泽泻、金钱草、苍术、青蒿、防己、滑石、大黄、连翘、垂盆草、蒲公英、虎杖、土茯苓、田基黄、柴胡、郁金、龙胆草、山楂、广藿香、薏苡仁、白蔻仁、赤芍、马鞭草、附子、干姜、桃仁、莪术等，依据辨证需要组方使用。

患者张某，男，40余岁。因重度黄疸性肝炎，在四川省某三级医院住院治疗，诊断为急性重症乙肝，住院治疗1月多后黄疸部分消退，肝功能较前改善，但后来住院治疗进展不大，遂出院回当地治疗，经人介绍来我处就诊。

刻诊：面色晦暗，巩膜黄染明显，胁肋胀满，食欲减退，语言低怯，厌油腻食物，唇暗红而焦，不思水饮，大便成形、稍干，小便黄短，舌质红，苔黄厚而腻，脉弦数。总胆红素 64 微摩 / 升，ALT 268 单位 / 升。患者使用西药保肝及补充维生素等，病情未见明显改善，患者素有烟酒嗜好（目前已忌），证为湿热毒邪蕴结肝胆，肝气失疏，郁而化热，血行不畅，瘀热兼杂之象。治疗以疏泄肝胆湿热，凉营逐瘀为法，但药不可过凉而碍脾。处方：

茵陈 15 克，郁金 12 克，栀子 12 克，水牛角 30 克，麦芽 15 克，木通 12 克，金钱草 30 克，牡丹皮 15 克，大黄 9 克，茯苓 15 克，山楂 15 克，白豆蔻 15 克，佩兰 30 克，生甘草 3 克。嘱其清淡饮食，忌肥甘厚味。

上方七剂后，患者精神转佳，面色晦暗改善，厚腻黄苔转薄，巩膜黄染减轻，食欲改善，稍感脘痞。上方去大黄、水牛角，加薏苡仁 30 克，白术 20 克，续服七剂。之后黄疸逐步消退，处方在上方基础上加减，胁痛加香橼，乏力加太子参、山药，脘痞加枳壳、鸡内金等，前后治疗两月余，经检查肝功能各项指标均恢复正常，面色也转为常人样，恢复工作，至今患者身体健康。

"急黄"一证，虽曰黄疸，但因为湿热蕴积化毒，疫毒炽盛，充斥三焦，深入营血，内陷心肝，故其发病骤急，患者黄疸在短时间内急速加重，并很快出现神志症状，神昏谵妄，或痉厥、出血等危候。与现代医学之急性、亚急性重症肝炎相近。对于该病的治疗，中、西医均感棘手，现代医学在使用人工肝、肝移植、超滤等技术手段后，治愈率有较大的提高，但仍然有部分会发生死亡，特别是在条件较差的地区。中医在治疗"急黄"原则上采用清营解毒、凉营开窍。我曾览台湾名医马光亚先生一则治疗之"急黄"医案，其治法特别，故摘录于下，读者共享：

陈某，男，47 岁。1990 年 4 月 21 日入院。

患者原脊柱弯曲住某医院治疗并接受矫正手术，术后腰背使用石膏板固定。患者忽然患急性肝炎，身面俱黄，腹中积水甚多，变成鼓胀。石膏板撤除后见肚腹巨大。主治医生紧急通知其家属，曰病情危重，无法抢救，危在旦夕，催促其出院。患者腹大如鼓，面黄、身黄若铺一层厚粉，舌嫩无苔，小便甚少，当日仅几十毫升，脉弱无力。辨证为：元气损伤。脉弱、舌嫩不红为气血告匮，腹胀食少，小便量少、排出无力，诚属正气不支。处方：黄芪 12 克，当归 9 克，茵陈 12 克，白术 9 克，茯苓皮 15 克，猪苓 9 克，泽泻 9 克，大腹皮 15 克，桑白皮 12 克，广皮 9 克，生姜皮 9 克，冬瓜皮 15 克，郁金 12 克。

服方七剂，黄退三分之一，小便增至 2 000 毫升以上，三诊后身黄全退，腹胀全消，第 5 周出院。

有的肝炎患者有黄疸表现，有的无黄疸表现，与西医的"迁延性肝炎""慢性活动性肝炎"表现相似，这类患者以消化道症状为主，可有胁肋胀痛不适，或隐隐作痛，刺痛，食欲减退，面色不华，疲乏，精神不振，大便长期不成形，稍厌油腻食物，胸闷，嗳气，肝功能反复异常。脉弦或涩或细，舌正常或紫暗，或瘀斑，或红，苔白或白腻或黄腻等。

无黄疸性肝炎，主要关联肝、脾两脏，与气血关系密切。正常情况下，肝为刚脏，主疏泄，喜条达而恶抑郁，肝气疏达，则气血运行正常，肝木疏土，则脾运健，饮食得以运化。反之，则脾失其疏，患者食纳不香，脘痞嗳气，胁肋不适，或呕恶，或泄泻，或水肿等。又因肝主藏血，气行则血行，气滞则血瘀，在慢性肝炎中，时常可见患者胁肋刺痛，或舌现瘀斑，胁下痞块，颈、胸部见蜘蛛痣，或红丝屡屡，脉弦涩等瘀阻之证。

所以，肝病的治疗，多要考虑肝郁、脾虚、气滞、血瘀和外邪等方面因素，权衡利弊轻重或前后分治，或合而治之，全在临证定夺，不可局限一方、一药而塞其思绪。

近年来，发现药物所致肝损伤的情况越来越多见，除抗结核药物、某些抗生素等外，中药造成的肝损伤也逐渐被发现，以往一些治疗肝病的药物，实验证明可以对肝脏造成损害，这不得不引起临床医生的重视，在临床选用时应尽量避免或减量、短程使用。治疗过程中时时监测肝功能的变化是临床医生应加以注意的。我曾在门诊收治一女性患者，年龄 40 岁，平素身体尚可，近 1 周左右巩膜重度黄染，消瘦，食欲稍减退，眩晕、呕恶。肝功能检查示 ALT 1 346 单位 / 升，病毒标志物均为阴性，各免疫指标也在正常范围，自述无毒物接触史。后反复了解，知其在服用保健品，查其处方中有何首乌成分，考虑为药物性肝炎，后停用该保健品，经治疗后，临床治愈。

现将部分可能造成肝损伤的中药收集整理附后，供同道参考：土茯苓、青黛、川楝子、苦楝皮、苍耳子、雷公藤、五倍子、石榴皮、铅丹、铅粉、密陀僧、黄药子、蓖麻子、千里光、农吉利、天芥菜、望江南、马桑、广豆根、半夏、蒲黄、桑寄生、天花粉、山慈菇、土荆皮、石菖蒲、八角茴香、花椒、蜂头茶、青木香、淮木通、硝石、佛手、朱砂、葛根、昆明山海棠、土三七、款冬花、番泻叶、苦参、野百合、虎杖、生何首乌、粉防己、绵马贯众、夏枯草、马钱子、鸦胆子、罂粟壳、白及、大黄、泽泻、雄黄、砒霜、轻粉、铜绿。

部分中药造成肝损害的特点：

（1）致一般性肝损害，如长期或超量服用姜半夏、蒲黄、桑寄生、山慈菇等可出现肝区不适、疼痛及肝功能异常。

（2）致中毒性肝损害，如超量服用川楝子、黄药子、蓖麻子、雷公藤煎剂，可致中毒性肝炎。

（3）致肝病性黄疸，如长期服用大黄或静脉滴注四季青注射液，会干扰胆红素代谢途径，导致黄疸。

（4）诱发肝脏肿瘤，如土荆芥、石菖蒲、八角茴香、花椒、蜂头茶、千里光等中草药里含黄樟醚，青木香、木通、硝石、朱砂等含有硝基化合物，均可诱发肝癌。

（5）含马兜铃酸致肝、肾损害的药物，如青木香、大百解薯、朱砂莲、马兜铃藤、汉防己、淮木通、木防己、木香、马兜铃、冕宁防己、寻骨风、茖叶细辛、乌金七、杜衡、湘细辛、细辛、甘肃细辛、毛细辛、金耳环、山慈菇。

上述药物在临床使用中，无论有无肝损害，都要避免长期、大量使用，且应密切观察患者病情变化，出现乏力、恶心、食欲减退、尿黄、巩膜黄等异常症状，应及时停药及处理。

肝炎治疗不当，迁延日久，肝纤维化加重，可形成肝硬化。肝硬化失代偿而形成腹水，即是中医的"鼓胀"。鼓胀的出现是肝病发展的最后阶段，治疗颇为棘手，古人将"风""痨""鼓""隔"并称为内科四大顽证。当鼓胀时，往往患者虚实互见，实为气滞、水湿、瘀阻；虚为肝、脾、肾，营卫、气血大亏。治疗祛邪则害正，扶正则碍邪，投鼠而忌器。观一些大家医案，其治疗各有见地，有主张先攻其邪，使用舟车丸、十枣汤之类，泻下而逐水，然后再扶其正气固本。有主张先健脾固肾，然后攻其邪。亦有采用攻补兼施者。

我在临床上所遇鼓胀的患者较多，近年相对少些，估计与广泛地使用抗病毒药物相关，使之肝纤维化过程得以避免。又由于四川不是血吸虫发病地，所以所见到的患者多为病毒性肝炎之后期者。通过较多的治疗尝试后觉得该病治疗不可求速，尽管患者苦于腹胀，希冀能马上消除水鼓为快，但如逞一时之快而用甘遂、芫花、牵牛、大黄之属峻下逐水之剂，一是未必能奏效，二则是见效而致正气大亏，旋即腹胀更甚，得不偿失。需要知道的是，病至鼓胀，定有虚在其间，治疗万不可偏于一隅而犯"虚虚"之诫！正确的治疗方法应该是要全面分析患者的虚实情况，视其邪之偏重，虚之部位，评估治疗之先后，攻补兼施，视其情况采用益气养营、健脾补肾、温阳化气、滋阴柔肝、行气活血、利水逐湿、消导化瘀或软坚散结等方法，虽然取效较慢，但可以缓消正复，逐日获效，腹水消退而持久，待鼓胀渐消，可采用丸药缓治，以图疗效持久。

《素问·经脉别论》："勇者气行则已，怯者则着而为病也。"张洁古："壮盛人无积，虚人则有之，故当养正则邪自除。"故主张不见水不治水，见瘀治瘀。运用六君子之类，待正气恢复而水自去，瘀积自消。在他治疗的肝硬化成功案例中，待患者腹水部分消退，患者苦疾缓解后，也主张处以丸药，以图长远。其处方为：

高丽参60克，熟地黄120克，茯苓90克，当归60克，山茱萸60克，熟附子30克，肉桂15克，白术60克，山药60克，鹿角胶60克，三七30克，车前子30克，玉竹60克，紫河车60克，补骨脂30克，枸杞60克，鳖甲60克，牡蛎60克，牡丹皮45克，泽泻60克，黄芪60克，鸡内金60克，炙甘草30克。

注：原方中尚有何首乌60克，考虑其有肝毒性，故未录入，如需使用，建议用制何首乌为宜。

中药在抗肝纤维化方面的作用也得到了现代研究的证实，单味中药与复方的运用可以在多靶点、多途径、多层次产生药理作用。

（1）丹参：能降低肝内Ⅰ、Ⅲ型胶原信使核糖核酸（mRNA）的表达水平，抑制胶原的沉积。丹参不仅能预防肝纤维化的发生，还能促使已经形成的胶原纤维降解。

（2）黄芪：可以减少胶原在肝脏内的沉积，抑制肝细胞的变性坏死，促进肝细胞的再生，调剂机体免疫力。

（3）桃仁：桃仁提取物苦杏仁苷能够提高胶原酶活性，可以用于血吸虫性肝纤维化的治疗。

（4）当归：可以抑制成纤维细胞增生，抑制胶原沉积。

（5）复方鳖甲软肝片：实验研究证明其能抑制肝星状细胞的活化与增殖，阻断胶原蛋白及其他基质蛋白的合成，增强胶原酶的活性。

（6）其他：已经证明有效的单味中药还有冬虫夏草、甘草、苦参、柴胡等。

我们说中药抗纤维化的治疗应在整体调节机体的情况下使用，也就是说不能脱离开辨证施治的原则。控制肝脏炎症，消除湿热之邪，调整机体状态，使之恢复平衡，疏肝解郁，是控制肝纤维化的关键。

二、关于手术后的中医治疗

在临床工作中，经常遇到一些非内科患者（外科、骨科、康复科、妇产科等）在手术后希望服中药调理的情况，患者一般都表现为手术后食欲减退、乏力、胃肠不适、吐酸、恶心、呕吐、大便不规律、面色不华、苔白厚或黄厚腻等情况。究其发生的原因，有客观因素和主观因素两个方面。

客观因素与手术的打击而损伤正气，或受麻醉影响，或长久卧床运动量减少，或因为病情需要禁食，或因为西药的应用等带来的副作用相关。

主观因素与医者有关系。西医的医生，往往在使用中成药的时候没有辨证用药，都把手术后存在瘀血这一因素放在首位，所以输注一些活血化瘀的药品，或较长时间口服活血化瘀的中成药或一些味厚重滋腻的中药，造成的结果是患者手术后恢复减慢，消化道症状明显加重。再有就是考虑到患者手术后需要加强营养，于是鼓励患者多食，加重肠道的负担。这些因素叠加一起，造成患者脾胃虚弱，脾不运湿，湿阻中焦，气机不畅，复加饮食停留，胃肠诸症显现。

正确的药物治疗的方法，首先是看患者是以脾虚为主还是湿邪中阻或是气机不畅为主，然后给予恰当的调养。

（1）脾气虚者：可见气短，懒言，食少，体倦乏力。舌质淡而苔少，脉细弱。治疗以健脾益气为主。方可选用参苓白术散、五味异功散、六君子汤、黄芪建中汤等，可加入麦芽、建曲、山楂、稻芽、莱菔子等，亦可加入生姜开胃止呕。忌用龟胶、熟地黄、当归、阿胶、何首乌、鳖甲胶之类滋腻厚味之品。

（2）湿阻气机者：可见腹胀不适，饮食不思，口苦，口气秽浊，大便不畅，厌食油腻，头昏胀如蒙。苔白腻或黄腻，脉濡。方可选用藿香正气散、连朴饮、三仁汤等。

（3）脾胃气机壅滞不行者，多见于腹腔手术之后，腹胀，脘痞，矢气后减轻，嗳气，呃逆，吞酸，大便不畅，脉弦滑。方可选四磨饮子、枳实导滞汤、半夏厚朴汤等随症加减。

我在会诊时常使用厚朴、白豆蔻、枳壳、白术、茯苓、炒莱菔子、广藿香、降香、陈皮、建曲、麦芽、焦山楂为基础方。脾虚甚，脉弱者加太子参或党参；大便不下加少量酒大黄；泛恶者加生姜、竹茹；腹胀甚加槟榔等。一般二三剂后，脾胃醒，思饮食，苔腻退，改健脾益气之剂，培育中气善后，极少使用活血化瘀之品，也少以使用峻补滋腻妨碍脾胃运化之药。本医院外科病房在患者腹腔手术后，常使用小茴香适量，放入布袋中，置于神阙穴上，上用红外线加温以促使胃肠功能恢复，或艾灸神阙、中脘穴既安全又有效果。

饮食方面，手术结束并可以进食者，无论何种手术后绝大部分患者的食欲是不佳的，特别是腹腔手术患者，表现更为突出，这时的胃肠功能还未恢复到正常状态，饮食调养应由清淡开始，逐步恢复到正常状态，不可一开始就进肥甘厚味，煎炸食物，唯恐营养不够，也不可以暴饮暴食，"饮食自倍，肠胃乃伤"。正确的饮食方法，应本着清淡、容易消化吸收、少吃多餐的原则。一般进米粥、莲子银耳汤、牛奶、豆浆、莲子薏苡仁汤、蔬菜汤等。待患者精神健旺、食欲转佳、胃肠功能复常后就可以恢复常规饮食，以利于体力增强，伤情好转。

案例：患者张某，男，46岁，2018年9月因外伤行外科手术治疗。3天后，患者肛门已经排气，伤口干净无分泌物，嘱可以少许进食，但患者食欲减退，要求服中药治疗。就诊时患者卧床，自述腹胀，食欲不佳，口苦腻，乏力，肛门少许排气，大便已解除少许，气短懒言。舌红，苔黄厚腻，脉濡。

辨证为湿阻中焦，气机不畅。治疗以化湿、行气、醒脾为法。处方：白豆蔻18克，陈皮15克，广藿香30克，枳壳20克，炒麦芽15克，焦山楂 20 克，苍术 20 克，黄连 6 克，茯苓 20 克，姜半夏 12 克，槟榔 15 克。三剂，水煎服。

患者服完前药后，苔腻化，食欲增加，大便通畅，精神好转，继以六君子汤健脾化湿调养善后。

三、谈谈肩周炎的治疗

肩周炎，也称冻结肩、凝肩、漏肩风，因为好发于 50 岁左右人群，所以也称五十肩。

现代研究认为该病是肩关节本身或肩关节周围的滑囊出现病理性的粘连性滑囊炎，导致肩关节周围所有的骨骼结构和所有的肌肉、韧带和滑囊出现了粘连，因而导致关节活动范围受限。早期表现为肩关节在前屈上举、外展上举、内外旋出现活动受限，从而导致生活中如梳头、洗脸、抬臂、提裤子等肩部活动受到明显的限制。

肩周炎是一个临床常见疾病，一般好发于 50 岁左右，如果有肩臂外伤史和不良习惯史（如长期举臂睡眠、抬臂工作者），其发病年龄可以提前。

肩周炎是一个自限性疾病，有文献报道在一年到一年半有可能自愈，不用特殊治疗。急性期一般为 3～6 个月，伴有炎症水肿。恢复期一般也需要 3～6 个月，呈逐步好转过程。在急性期，各种保守治疗的方法，如口服药物、局部的外用药、理疗都有一些作用，可以减少肩关节本身的疼痛，然后再逐渐进行康复锻炼。对于极重度患者占 5%～10%，有可能需要在麻醉下进行手法松解，或做微创的关节镜治疗，解除肩关节周围的粘连，从而达到完全治愈。

虽然说肩周炎是自限性疾病，但病程可延绵数月至年，对正常的生活、工作也会带来不少的影响，特别是夜间疼痛往往加重，还可以造成患者失眠，影响第二天的工作，不治疗也不现实。由于本病药物治疗效果有限，患者往往自行通过吊伸上臂、甩臂等不恰当运动希望缓解疼痛，结果反而使疼痛加重，延迟恢复时间。

我在临床上遇到过不少肩周炎患者，病情有轻有重，大多数臂痛点局限一处，也有两处以上者，以肱二头肌短头肌腱上部附着处多见。部分患者可感觉患肢上臂至肘均有疼痛感，但仔细检查，压痛点还是在肩部周围，特别是肱二头肌短头近肩髃穴处多见，查体除局部压痛外，触摸可见局部肌肉紧张，难以松弛，上臂及肩关节活动受限，有的还表现为肩部及患侧上臂酸胀不适、乏力。另外，临床还见到疼痛在肩部，而压痛点在肩胛区者，相当于天宗穴位置，其他的压痛点还可以在秉风、曲垣、肩外俞、肩中俞等穴。由于肩部肌肉有三角肌、冈上肌、冈下肌、小圆肌、大圆肌、肩胛下肌肌群较多，当肩部肌肉长时间劳损，发生炎性粘连即可发生疼痛与局部压痛。中医认为肩部有手太阳小肠经经过，当寒邪外侵导致经穴不利，血行不畅，则疼痛而作。肩周炎疼痛较剧但 X 线检查结果一般为阴性。

本病的治疗，西医往往采用局部封闭，有一定效果，但容易复发，效果也不尽理想，多次封闭后患者难以接受。单纯药物治疗效果也不佳，疼痛难以持久缓解。一些经验方使用川乌、草乌、蜈蚣、全蝎之类，效果也不理想，难以快速止痛。我经过临床探索，摸索出药物加按摩的方法，可以在短时间里缓解肩部疼痛，效果明显，不需要使用西药止痛药物，一般处理后，患者第二天肩部疼痛即大减，两三次后疼痛可基本消失。

中药基本方：黄芪 30 克，姜黄 15 克，桂枝 15 克，白术 30 克，羌活 20 克，伸筋草 18 克，防风 15 克，蜈蚣粉 5 克（冲服），当归 20 克，防己 15 克，甘草 6 克。水煎服，每日一剂。

按摩步骤：

（1）以患者左肩周炎举例，术者以右手掌置于患者肩关节上，手指自然弯曲覆盖肩关节，然后分别做向前和向后旋转运动 5～10 分钟，放松肩部周围组织。

（2）指压：医者以拇指指腹点压患者锁骨头与肩胛骨之间肌肉，特别是两骨交汇处，此时患者会出现按压处酸、胀、痛的感觉。按压的同时可鼓励患者做肩关节的旋肩运动（向前和向后），医者指压力度应轻重交替，患者运动幅度以轻度配合即可，无须过大。

如果为肩胛区部位的疼痛，局部指压疼痛特明显，患者多难以耐受，所以按压刚开始时应动作轻柔，待其适应后，逐步增加力度，还可以通过拨、理、提等手法以解除肌肉间的粘连，达到疏通经脉，改善血运的效果。

（3）提捏：医者以拇指、食指、中指三者配合提、捏患者尖峰部位皮肤，前至肱二头肌短头上方，后至肩胛冈上缘和尖峰部皮肤，抓捏时应将皮下组织一并捏起，脱离骨组织后稍事停留并向前、后、左、右适当活动，达到皮肤与皮下组织松解的效果。此法患者多伴有局部疼痛感觉，医者动作不宜粗暴，可轻、重交替配合进行，反复多次即可。

案例一：

患者钟某，男42岁，2017年5月因右肩部疼痛半月余就诊。患者右肩无外伤史，肩部疼痛逐步加重，明显疼痛已逾两周，先后在多家医院就诊，使用药物止痛、松解肌肉等只能缓解当时疼痛，针灸5次，效果不明显。X线片示肩部各组织无特别变化。就诊时右肩疼痛，右臂抬高、运动时疼痛加重。肱二头肌短头上段压痛明显。有睡觉时喜将右手枕在头部的习惯。我采用上述手法予以治疗，前后用时20分钟左右，嘱其摒弃手臂枕头睡觉的习惯。第二日患者述右肩疼痛已经大减，三日后询问，曰肩痛已基本消失。

案例二：

某妇，76岁，2019年9月由其夫陪同就诊。患者素有脑疾，步履艰难，语言断续，仔细听由，述其双肩、手臂疼痛两月余，曾在当地乡村医生处多次就诊，其效不佳，逐渐加重，晚间尤甚，时而掣痛，致难以入眠，甚为痛苦。也用"风湿药膏"外贴，舒筋活血酒外搽，口服中西药等，均乏效。经人推荐来我处就诊。

就诊时患者面色稍显虚浮，自述双上臂疼痛，肩部稍事活动即呼疼痛，以左肩更甚。查体发现其肩外观无畸形，肩部不耐大动，上臂内、外旋转及外展均困难，多处压痛。舌淡苔薄白，脉沉。此为外受寒邪，阻闭经络之证。内服处方同上，加风湿骨痛片（成药）1盒。按摩其左肩部，方法同上述，初按患者述疼痛难忍，我动作稍轻揉，后患妇逐步适应，前后约20分钟，术毕并嘱其如有时间可再来按摩。第二日，患者至，面有喜容，云昨日按摩后疼痛大见好转，特别是疼痛减轻后，晚间苦恼顿失，希望今日两侧肩部均能治疗。因当日门诊较忙，患妇静等我诊毕稍闲，按摩后始返。过数日，其夫来索药，云已大好转，希冀巩固，遂予前文所述之"中药基本方"。

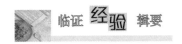

案例三：

凌某，男，65岁。自述右肩部疼痛近月余，经中西药物、局部贴膏药治疗，服药期间疼痛稍有改善，停药如故。来我处就诊时，查体发现右臂活动自如，在肩胛区检查时，于天宗穴处压痛明显，其他部位无触痛。于是采用局部指压，由轻至重，辅以局部皮肤提捏，肌间疏理，十余分钟后，患者可以耐受疼痛，术毕自述疼痛大见好转。第二日如法治疗1次，肩痛告愈。

我在青年时也患臂疾，右臂痛起因于强力举"石锁"而致，臂痛不能举，右手用力时，如姿势不当，可致所握之物掉地，疼痛难忍，虽然经多次肩周封闭注射治疗有效但不能持久，致旧疾数十年不能愈。后循用此法治疗，自我按摩而痊愈。

2015年秋，我左上臂酸胀且甚，原因不明。疼痛是最为苦恼之事，其持续重度之酸胀感觉亦使我非常难受，时时致我心绪不宁。先后经本院同仁按摩、封闭注射等，其效不能持久，当时感觉稍好，旋即如初，前后十余日，自思药物应无速效，故始终未用服药。一夜自审肩周，当触及肩峰稍后，锁骨与肩胛骨相交处时，感觉酸胀异常，于是忍痛按压之，结果效除意外，当即左臂舒适，酸胀感减轻，第二日再按摩1次，缠绕十余日之臂疾即遁焉。

四、关于中医调神

鉴于中医学在发展过程中所经历过的特定历史背景，造就了中医历来就重视对人"精神"即"神"认识和研究，并把它运用于人类健康的方方面面。"形神合一"是中医追求的一种最佳状态，并在中医理论、养生、保健、导引等处得以具体的体现，我们在很多中医典籍中均可见其论述。那么，怎么全面理解中医对"神"的认识呢？现谈谈个人的肤浅看法。

"神"的狭义即神志，指人的思维、意识等精神活动，可分为五神活动（魂魄、意志、思、虑、智）与七情反应（喜、怒、忧、思、悲、恐、惊）。

七情活动是机体对于外界刺激所产生的相应情绪变化，亦是人体各脏器功能活动在外的表象，一定量的刺激与情绪变化不至于扰乱这种活动，而超常的（突然、强烈、持久的）刺激和与之带来的七情异态则在中医发病学上有着重要的意义。《黄帝内经》曾论之曰："夫邪之生也，或生于阴，或生于阳……其生于阴者，得之饮食居处，阴阳喜怒。"在调摄上，一方面告诫人们"虚邪贼风，避之有时"，另一方面则强调"恬淡虚无"，调养精神，保守真元，以使形神合一，作为却病延年之本。

1. 神志产生与维持的物质基础

《灵枢·本神》云："故生之来谓之精，两精相搏为之神……所以任物者谓之心……"提示了当先天阴阳两精相结合，产生了新的生命时，神即出现了。出生之后，包括高级神经思维在内的全部精神活动均由心来主管与协调，并由此而相继产生魂、魄、意、志、智、虑等。心主神志，又分属于五脏，《灵枢·本神》又曰："肝藏血，血舍魂……脾藏营，营舍意……心藏脉，脉舍神……肺藏气，气舍魄……肾藏精，精舍志……"因而又有五神脏之说，五脏作为精神活动的物质基础，五脏和调，功能正常，则精神爽慧，思虑恒常，人无大患。

精神活动还赖于阳气、营血、津液的不断供养。阳气作为人生之动力，营血、津液对五脏起营养与濡润作用。故有《灵枢·天年》"血气已和，荣卫已通，五藏已成，神气舍心，魂魄毕具，乃成为人"之说。

2. 神志失衡对机体的影响

异常的七情变化必然使气血逆乱，脏腑功能失衡，进而导致阴阳失调而发病。因其类别差异，影响的偏重有别：

暴喜伤心。"喜则气缓"，血脉弛缓，心气涣散不收，可见乏力、懈怠、注意力不集中，或心血不继，血不濡心，心搏骤停而死亡。

暴怒伤肝。"怒则气上"，肝气升发太过，血热气涌上逆则见头晕、头痛、目赤、耳鸣或夹痰、夹火。夹血郁于清窍，使之昏厥。

过思伤脾。"思则气结"，脾伤而运化无力，饮食停滞，气机不畅，可见纳呆、胸闷、胀满。

悲忧伤肺。"肺伤则气耗"，气弱消减，意志消沉而见气短、乏力、懒惰、咳喘无力等。

惊恐伤肾。"恐则气下"，肾气不固，气陷于下，可见二便失禁以及有悬心空虚之感。

"惊则气乱"。志不内含，意向不定，心肾不交则心无所依，神无所附，可见慌乱失措。

长期的过度兴奋或抑郁可使气机紊乱，脏腑真阴亏耗，出现一系列热象，统称五志化火，成为情志疾病中的一特殊类型。

近代医学研究表明，人体的神经—体液调节系统，通过复杂的反馈机制维持着体内各方面的微妙动态平衡，其中，神经系统是起主导作用的，各种神经刺激都会产生反应。如果这种反应太强烈，超过了该系统的调节范围或该系统调节失灵，就会破坏人体内、外环境的相对平衡状态，出现疾病。常见的如精神性疾病、原发性高血压、糖尿病、甲状腺功能亢进等。

故古之善养生者，莫不以养神为先。《医钞类编》中说："养生在凝神，神凝则气聚，气聚则形全。若日逐攘忧烦，神不守舍，则易于衰老。"据传春秋战国前，年岁最高者为钱铿（因其受封于大彭，又称彭祖），即是以养神治身，并善于引导之术而著称。他认为"远思强记伤人，忧恚悲哀伤人，情乐过差伤人，忿怒不解伤人，汲汲所愿伤人……寒暖失节伤人，阴阳不交伤人"。

3. 神志的合理调节

《黄帝内经》曰："得神者昌，失神者亡。"从人的诞生之日起，喜怒哀乐就依附着生命，直到阴阳离决，生命终止，神乃灭绝。恰如其分，神志活动是人类生活与社会的必需，但要做好这一点，却是件不容易的事，关键在于得当与持恒。其要点是无病以养性为主，已病则治病为先，并做到以下几点：

1）注重道德修养

《论语·雍也》曰："仁者寿。"即是说，注重道德修养，有较高道德情操的人可以获得高寿。人的禀赋各异，除其气质性格差异外，个体思想境界的高低，往往会对同一事物产生不同的看法与反应，因而对人体生理的影响也就不一致。社会上因一言半语而动怒撕打，甚乃杀人纵火有之；为一粒一餐而之得失终日忧愤者有之；因图加官进禄，劳动心神，绞尽脑汁者有之；为出人头地，荣耀己身，诋毁他人，编织陷阱以期踏人于脚下为己乐者有之。《易·系辞》云："积善之家必有余庆，积不善之家必有余殃。"在贪、嗔、痴、慢、嫉五毒之患下，必然祸害心境，殊不知思虑万千，必然心阴暗损，神难守舍。而心为君主之官，五脏六腑之大主，今心动则五脏皆摇，于形岂可安？而心胸开阔，气度不凡，不拘小节，不缠于琐事，宽以待人，和以为友，不谋私利之人，必然终日不烦，夜而能卧，餐而能食，少有忧虑，五脏调和，气血平调，形与神保，必定体魄健旺。虽然忧怒，一带而过，轻描淡写。故《养生论》说："修性以保神，安心以全身，爱憎不栖于情，忧喜不留于意，泊然无感，而体气和平。"《泰定养生主论》也认为："名利不苟求，喜怒不妄发，声色不因循，滋味不耽嗜，神虑不邪思，无益之书莫读，不急之务莫劳"。《素问·上古天真论》云："恬淡虚无，真气从之，精神内守，病安从来。"真正地做到了心静无贪欲，真气就会依附于身，抗病力自然会增强，大病就难以发生，人自然就可以高寿了。纵观古之高寿者莫不遵循此原则，彭祖是这样，孟子、董仲舒、冷谦、孙思邈亦然。

2）顺应四时变化

《素问·四气调神大论》曰："春三月，此谓发陈。天地俱生，万物以荣，夜卧早起，广步于庭，被发缓形，以使志生，生而勿杀，予而勿夺，赏而勿罚，此春气之应，养生之道也；逆之则伤肝，夏为寒变，奉长者少。夏三月，此谓蕃秀。天地气交，万物华实，夜卧早起，无厌于日，使志无怒，使华英成秀，使气得泄，若所爱在外，此夏气之应，养长之道也；逆之则伤心，秋为痎疟，奉收者少，冬至重病。秋三月，此谓容平。天气以急，地气以明，早卧早起，与鸡俱兴，使志安宁，以缓秋刑，收敛神气，使秋气平，无外其志，使肺气清，此秋气之应，养收之道也；逆之则伤肺，冬为飧泄，奉藏者少。冬三月，此谓闭藏。水冰地坼，勿扰乎阳，早卧晚起，必待日光，使志若伏若匿，若有私意，若已有得，去寒就温，无泄皮肤，使气亟夺。此冬气之应，养藏之道也；逆之则伤肾，春为痿厥，奉生者少。"

说明机体一切变化，应遵从自然的变化，两者应保持相对平衡的状态，无论服食与精神调节均应仿此。故春天应使精神愉快，胸怀开畅，以适应春季天地自然富有生气、万物欣欣向荣的景象；夏天应保持情志愉快，切勿发怒，通泄自如，精神向外，对外界事物有浓厚的兴趣，以适应夏天自然界万物繁茂秀养、植物生长结实、长势旺盛的景象；秋天应保持神志安定，减缓秋季肃杀之气对人体的影响，收敛神气，以适应秋季万物成熟而平定收敛的景象；冬季应使神志深藏于内，安静自若，如藏隐秘，不妄事操劳，以适应冬季天寒地冻、万物闭藏的景象。

宋代养生学家姚称依据《黄帝内经》理论，加以发挥著成《摄生月令》进一步提出了按月令的养生方法。另宋·张鉴著《赏心乐事》、元·邱处机《摄生消息论》、明·瞿佑《四时宜忌》都认为节令、时辰对人体可以产生不同的影响，从而提出不同的调养方法。现代研究表明，四季的更替，日月星辰所处的位置不同，地球之引力、磁场亦随之发生变化，对人的生理、精神相应产生一些微妙的影响，这与古人之论不谋而合。

中国文化思想中有个很重要的原则，即"中庸"之道，追求"中和"，作为做事的理想状态，过度与不及，均不是好的状态。运动是好的健身方法，"生命在于运动"，身体不用则废，但过度、不恰当的运动，带给人的未必是有益的作用，过度运动对身体的不利影响，不仅在于对机体的伤害，还会对人体内环境、精神等各个方面造成损伤。春生、夏长、秋收、冬藏，这是人们顺应气候环境做出的反应。冬天之藏，不仅是"君子居室"，还包括收敛、蛰伏阳气、隐匿精神等，只有正确的收藏、聚敛，才会有来年的生、长发生，这是一年之中的规律。如果小到一天之中，这个现象亦是一样的，昼出夜伏，晚间休养身体与精神，是为第二天的更好活动做好物资与精神准备的。生理医学研究表明：保证睡眠 6～8 小时所积蓄的精力可供正常活动 16～18 小时的耗费。如果气候和环境条件复杂或劳作过重，往往会酿成过度疲劳和某些器官功能失调，在现实生活中，我们见到那些虽值青壮之年，却因工作而"过劳死"的惨剧发生就是真实的写照。因此，生活中应劳逸有节。

3）避免不良的外界因素

《太平经》说："养生之道，安身养气，不欲喜怒也，人无忧，故自寿也。"要做到安身与不妄喜怒，自制属必要，良性环境亦不可少。提高个性的修养以保持较高的思想境界应以内因为主，而外因则要求尽量避免不良的外界刺激。恶性的外在情绪刺激，必然导致机体的不良反应与脏腑的逆常状态。整天沉溺于黄色书刊，迷恋于恐怖影像，追求靡靡之声，长此以往，必致所欲不遂，愿不从心，"思虑消其精神，哀乐殃其平粹"，而形必坏矣。

《论语》曰："老者安之……少者怀之。"是说给老人创造一个安定的环境，消除老人的孤独与寂寞感，使之保持愉快的心境，对养生长寿是非常有益的。尧、舜、周公皆长寿百余与其所处在太平盛世，少有恶性环境影响不无干系。

现代有研究证明，一切对人不利的影响中最能伤寿的莫过于情绪和恶劣的心情，如忧虑、颓废、贪婪、怯懦、妒忌、憎恨等。情绪良好的人可分泌适当的激素、酶、乙酰胆碱，使血液流量和神经细胞的兴奋性调节至最佳状态，反之，郁闷、忧伤可使之紊乱，内脏功能失调，出现血压升高、冠状动脉闭塞等。

4）治病以调神

《黄帝内经》曰："血有余则怒，不足则恐……血并于阴，气并于阳，故为惊狂……血并于上，气并于下，心烦惋善怒；血并于下，气并于上，乱而喜忘。"指出精神因素导致气血阴阳失常，而气血的逆调又反过来影响人的情绪变化。如肝气郁结，气郁化火，使人烦闷易怒。血气虚弱，心神失养，使人不安卧，心中嘈杂，虚烦无奈。心肝火旺，气郁痰阻而如狂如痴。可见消除病理干扰，平调气血阴阳是此阶段安神定志的主要手段。

5）精、神同养

《素问·上古天真论》云："上古之人，春秋皆度百岁，而动作不衰；今时之人，年半百而动作皆衰者，时世异耶，人将失之耶？岐伯对曰：上古之人，其知道者，法于阴阳，和于术数，食饮有节，起居有常，不妄作劳，故能形与神俱，而尽终其天年，度百岁乃去。今时之人不然也，以酒为浆，以妄为常，醉以入房，以欲竭其精，以耗散其真，不知持满，不时御神，务快其心，逆于生乐，起居无节，故半百而衰也。"中医学定义"精"，是禀受父母的生命物质与后天水谷精微相融合而形成的一种构成人体和维持人体生命活动的最基本物质，是人体生命的本原。精对外的表现形式，最明显的就是"化神作用"，《灵枢·平人绝谷》

说："神者，水谷之精气也。"精作为"神"的物质基础，只有积精，才能全神，精亏则神疲。所以古人从来就重视精、神的养护，二者之间，联系密切，难以分割，临床上精亏体弱之人，往往寝卧不安，情绪低落，精神不振。在治疗失眠的方剂中如天王补心丹、柏子养心丸、枕中丹等都是在处方中加入补肾养阴、填精补益之品，精不亏则水能制火（心），则心神安，心悸、虚烦、失眠、健忘、精神恍惚等自然消退。反过来，神对于精的生成也有调控作用，二者相辅相成，互为因果，所以需要共养。

6）调精养神，持之以恒

思虑耗神，哀乐损志，世人皆知，谨而调之，均以为至要。但一朝一夕易得，而数年如一日则难矣。嵇康《养生论》言养生有五难，一为名利不灭，二为喜怒不除，三为声色不去，四为滋味不饱，五为神虚精散。若将机体恰当的比拟为一机器，则纯和的情绪就是利于各部件的润滑剂。如喜怒哀乐不节，悲忧思虑无常，犹无油之器，虽目下无大害可察，而日积月累，必有耗损，终将磨损殆尽，再难有可复之机。

观今之健身气功、导引诸法，虽门派繁多，有数千家之称，然其宗则一，必以静为本，而又以恒为要，既要排除异念，清静思绪，又要日复一日，无有间断，如闲时尚记念，忙时弃之脑后，"益之以畎浍，而泄之以尾闾"，其效必渺。

五、关于老年人用药的问题

随着社会环境的优良，生活水平的改善，医疗技术的提高，人的寿命也越来越长，人口老龄化是当下世界多数国家人口结构变化的趋势。我国人口众多，据统计，2018年底60岁以上者已逾2.4亿！这个数字还在逐年增加。严格限制生育的问题已在淡化，解决人口老龄化问题正在成为国家层面要考虑的问题。

老年人的医疗、保健与青壮年不同，生理、病理、病种、用药规律、对药物的反应等方面都存在很大的区别，应引起临床医者的重视与关注。

现代医学认为：老年人对各种致病因素的抵抗力减弱，对冷热、疼痛的反应力低下，体温调节能力差，各器官功能低下，机体适应能力下降，往往集多病于一身，而一旦发病，临床症状不典型，反应迟钝，病情容易迅速恶化。由于老年人胃肠黏膜萎缩，胃蛋白酶分泌减少，胃排空时间延长，胃肠蠕动减弱，胃肠供血不足，胃肠内液体量减少，可导致吸收表面积减少，吸收功能降低。被动转运吸收的药物吸收不变，主动转运吸收的药物吸收减少，由于 pH 值升高，改变了药物的降解和解离度，导致酸性药物解离增多、吸收减少。

老年人的机体组成发生了明显变化。脂肪比例增加（18%～36%），肌肉和水的比例减少（15%）；红细胞结合率降低；相应组织灌注减少；血浆蛋白结合也发生改变（血浆白蛋白减少，α_1-酸性糖蛋白增加）。这些改变使：①脂溶性药物分布容积增加，药物蓄积。②水溶性药物分布容积减少，血药峰浓度增高。③与白蛋白高度结合的药物血浆游离药物浓度增加，药物作用增强。④与 α_1-酸性糖蛋白结合的药物游离部分稍减少。

代谢方面。由于肝脏体积减小（17%～32%），重量减轻（30%～32%），功能细胞数量减少，肝血流量也减少，肝脏蛋白合成功能减低，肝脏药酶活性降低，导致了：①清除的半衰期延长。②血药浓度有不同程度增高。③多次或反复给药时稳态血药浓度升高，导致药物蓄积，毒副反应增加。④首过效应减弱。

在排泄方面。由于肾组织萎缩，重量减轻（1%～5%），肾单位数量和体积减小，肾血管硬化狭窄，使血流减少 1/2，肾小球滤过率减少，内生肌酐清除率明显下降。以上这些改变导致主要经肾排泄的药物在老年人体内消除缓慢，半衰期延长，肾清除率下降，容易蓄积中毒。

中医对于老年人生理改变的认识，古人也有散在论述，《素问·上古天真论》曰："女子……五七，阳明脉衰，面始焦，发始堕。六七，三阳脉衰于上，面皆焦，发始白。七七，任脉虚，太冲脉衰少，天癸竭，地道不通，故形坏而无子也。丈夫……五八，肾气衰，发堕齿槁。六八，阳气衰竭于上，面焦，发鬓颁白。七八，肝气衰，筋不能动。八八，天癸竭，精少，肾脏衰，形体皆极，则齿发去。"随着年龄的增长，女子 35 岁，男子 40 岁后，机体开始由盛转衰，首先是内部的变化, 精、气、血、津液等逐步减少, 表现在外就是皮肤、肌肉、毛发开始衰老变化, 由于肾精减少, 肾气不足, 脏器各功能亦趋减弱, 精力不足, 记忆力减弱, 睡眠减少, 消化力变差, 肌肉开始萎缩, 关节功能减退, 生育功能下降等。总的变化可由一个"衰"字概括。

由于内脏器官的功能逐步减退, 气、血、津液减少的生理变化, 加之环境因素的长期作用, 在发病与病理上, 与幼童之"纯阳之体"不同, 发病以阳、热、实为主的情况逐步减少, 各种寒证、虚证、虚实兼夹证开始增多, 对药物的耐受性也在发生改变。幼童时期, 脏腑处于发育阶段, 脏器清灵, 无有宿疾, 病种单一, 少有精神因素, 所以治疗容易取效, 用药应单纯而量小, 以免损伤脏器。青、中年时期, 脏器强盛, 血气方刚, 治疗可稍耐受药毒。中、老年之后, 脏器逐步走向衰老, 加之几十年的环境、生活影响, 病种不再单一, 虚证开始成为病证的主要方面, 届时, 代表病邪的"实"无不乘"虚"而至, 形成虚实兼杂的情况更多。我看到一些出院的老年患者的西医诊断, 少则数个诊断, 多者曾见到 17 种疾病诊断, 多器官损伤普遍存在, 70 岁以上的患者鲜有脏器功能完好的。

分析这些因素不难提醒我们, 老年患者用药应区别于其他年龄段。我们知道中药药性有四气、五味。中药治病是利用药物的气、味改变, 纠正病邪对人体的伤害, 使疾病得以治疗。但药物的性味同时会对人的机体、脏器产生作用, 不当使用还可以损伤及人, 所以俗话说"是药三分毒"是有道理的。《素问·生气通天论》言:"阴之所生, 本在五味; 阴之五宫, 伤在五味。是故味过于酸, 肝气以津, 脾气乃绝。味过于咸, 大骨气劳, 短肌, 心气抑。味过于甘, 心气喘满, 色黑, 肾气不衡。味过于苦, 脾气不濡, 胃气乃厚。味过于辛, 筋脉沮弛, 精神乃央。是故谨和五味, 骨正筋柔, 气血以流, 腠理以密, 如是则骨气以精。谨道如法, 长有天命。"这段话可用于告诫养生, 也可警示于用药, 所以在用药时, 应该注意考虑以下因素:

一是祛病不过。老年人感邪受病, 祛邪是其必然, 对于病情不是太急者不可过于攻伐, 应本着"大积大聚, 其可治也, 衰其大半而止""毒药治病去其五也"的原则。在药物治疗时《黄帝内经》曾有原则性的指导:

"病有久新，方有大小，有毒无毒，固宜常制矣。大毒治病，十去其六，常毒治病，十去其七，小毒治病，十去其八，无毒治病，十去其九，谷、肉、果、菜，食养尽之，无使过之，伤其正也。"毒，即指那些大寒、大热之品，因之容易戕伐正气。当药之时，主要病情得以控制，即可转为调养为之。比如承气汤治疗肠梗阻，舟车丸消鼓胀，肠道已通，鼓胀消半，则不应再行峻下之品，否则脾气戕伐，津液损伤，于老年之体正气难复。又者，临绝经妇女患崩漏一证，其中的"阴崩"者，需用附子温肾阳，祛寒邪，但附子性热有毒，当血少崩止，即应去之不用而改以益气固摄养血之品。

二是药量不可求大。虽然说，年老之人，虚证为多，药宜补益，但也要考虑到其脾虚气弱而对药物的耐受性已远不及年壮之体，大毒之品不宜过量都能理解，平常药品如量大碍正则不为人人皆知。如上述所知，随着年龄的增长，脾胃及肝肾功能都在下降，对药物的吸收、分布、排泄都发生了改变，药物半衰期要延长，药毒性会增加，加之本身有的患者就有肝肾功能的损害，这种情况必然会增加药物副作用的发生概率，所以如只强调体虚的一面而量大、峻补，希望求即效，则可能"欲速不达"。从一些名家医案可以看到其用药特色，往往药精而量小，每种药物以钱、分计量，患者易受，而其效不减。而现在临床可以见到一些处方，完全不考虑患者体质是否耐受，所用药物动辄数十克，金、石之品，药物毒性，全无顾及，只治其病，不顾其人，其结果可想而知。

三是药要精当。老年之体，疾病已不单纯，高血压、糖尿病、冠心病、各种血管疾病、精神疾病等加于一身者极其常见，患者一般希望医者能将其疾患所能尽除为快，述说病情也罗列一大堆，很容易使医者茫然，于是处方面面俱到，一张处方二三十味药，其则更多，凌乱不堪，不知所主。要知道无论西药、中药治病，药物种类越多，副作用越多，有时副作用还大于治疗作用，得不偿失，中医治病靠药物本身的药偏性以调整疾病给患者造成的机体机能偏颇，以寒治热，以热治寒，以补治虚，以攻伐实。而药物一多，往往药性寒热混杂，补泻同处，其后带来的结果实难预测。所以医者，不求一次祛病，抓住要机，执简驭繁。有一老者，年过七旬，腹痛，呕恶已五日，面色青暗，语言低微，呻吟不休，食欲减退，不大便，腹胀拒按。舌淡，苔白腻，脉沉紧。经前医行气止痛、小承气汤荡涤肠胃而不得便，腹痛、呕吐不休。此为寒冷结于肠道，"寒气冰结"使腑气不行，导致胃气难降之证，用附子、干姜加调胃承气法一剂得便下，诸证顿减。

四是慢病缓图。既然年老之人，体虚而多病，用药量大虑其药过病所，药多难以控制药物副作用，药杂则更难显重点，那么面对诸多问题，怎么处理更显合理呢？从一些名家医案中可以领悟其要领，他们往往能抓住主要矛盾入手，使用轻剂，坚持用药，或汤剂或丸或散，久而图之，浸物于无声，终得完功。我治疗过眩晕一老者，其表现明显，辨证虽然准确，但最后未收大效，究其原因，可能与患者治疗时间短有很大关系。观前贤一些医案，有的用药数月，甚者年余方得以痊愈可知需坚持用药。其实现在西医很多疾病也是需要长期服药方能控制病情发展，如高血压、糖尿病、慢性肾病、精神疾病、红斑狼疮、结缔组织病、病毒性肝炎等，长期用药，可以避免脏器损伤，减少不良事件的发生。

六、关于药对

药对，也称"对药"，是指两种或两种以上药物的配对使用。在中医临床中常可以见到药对的现象，它的产生，一方面源于对古典医籍、名方中药物的提取，另一方面是众多临床医生在临证中对一些药物相互作用感知的认识，从而将之相对固定使用，久而久之就形成了药对。也可以说，药对是中医医者的习惯用药方式之一，它是对中药的新的认识。当然从中医、中药理论归纳，大部分药对仍然可用其功效、相须、相使、相畏、相恶、相反等加以解释，《神农本草经》曰："当用相须相使者良，勿用相恶、相反者。"这是使用药对的原则之一，但更重要的是其临床疗效的体现，因为解释它的理论，并不适合涵盖解释其所有的药对，有的是特指药物的一些相关性。药对的应用对提高临床疗效，增进药物效能有着明显的作用。

现收集、整理前贤的药对和个人临证中使用的部分药对荟萃于表 2-1 中，以供同仁参考。

表2-1 药对荟萃

药对	功效	适应证
麻黄—桂枝	解表发汗	风寒感冒表实证
荆芥—防风	祛风解表	外感伤风表证
辛夷—苍耳子	疏风散寒，通窍	鼻渊之感风寒者，配合清热药，亦可用于热证之鼻渊
葱白—淡豆	疏风解表	外感表证之轻者
桑叶—菊花	疏风散热	风热外感，头痛，眩晕，目赤
大黄—芒硝	清热泻下	阳明腑实证，瘀热血闭证
石膏—知母	清解胃热	热在阳明经证
代赭—石膏	清胃降逆	胃热所致呕吐、吐血等
芦根—淡竹叶	清热生津	热病后期，余热未清，津液亏耗
桔梗—生甘草	利咽，祛痰	咽喉肿痛，咳嗽痰多
金银花—连翘	清热解毒	外感风热，痈疮疔肿
天葵子—土贝母	清热解毒，消肿散结	阳热肿毒，痰核，结块
鱼腥草—野荞麦根	清肺解毒，祛痰	肺热咳嗽，痰热壅肺，肺痈
虎杖—红藤	清热解毒	痈肿，疔疮，肠痈
黄连—黄芩	清热燥湿，泻火解毒	肺胃热证，疮毒，口疮
黄柏—知母	清热燥湿，坚阴	下焦湿热，阴虚火旺，烦热骨蒸，盗汗
石斛—生地黄	清热养阴	邪热伤阴诸证
赤芍—牡丹皮	清热凉血，活血散瘀	血热瘀滞，经闭，经少，癥瘕
茅根—芦根	清热，止血，生津	肺胃及血热所致鼻衄，牙龈出血
藿香—佩兰	化湿解暑	湿困脾胃，暑湿伤中，湿邪犯表
生姜—枳实	除痰消痞	痰气郁结之胸痹、脘痞
半夏—干姜	散寒化饮，降逆止呕	痰饮所致呕吐
石菖蒲—远志	化痰，宁心	痰浊扰心之心悸、不寐
石菖蒲—制南星	解郁化痰，醒脑开窍	痰浊内闭之神昏、窍闭、谵妄
半夏—茯苓	化痰降逆，渗湿利水	痰饮所致咳、喘、心悸、呕逆
浮萍—木通	祛风，利水，退肿	风水病
蝼蛄—蟋蟀	利水消肿	鼓胀病
茯苓—猪苓	利水渗湿	湿邪、水肿、水饮潴留诸证

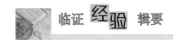

续表

药对	功效	适应证
槟榔—茯苓皮	行水消肿	气滞水停之水肿
石打穿—刘寄奴	清热利水，通络散结	水热互结之鼓胀
蜈蚣—白花蛇	祛风，通络，除痹	风湿顽痹，久痹
威灵仙—葛根	通络祛风，解痉止痛	风湿诸痹证
海桐皮—豨莶草	祛风除湿	风湿痹证
附子—肉桂	温阳祛寒	命门火衰，肾阳不足
附子—干姜	温阳祛寒，温补脾肾	阳气衰微，阴寒内盛之里虚寒证
附子—桂枝	温阳化气	肾阳不足之腰痛、心阳衰竭
柏子仁—酸枣仁	养心安神	血虚失眠
龙骨—牡蛎	镇惊，收敛	肝阳上亢之惊、痫，滑泄，带下，崩漏，盗汗
磁石—珍珠母	定惊，安神	心悸，少寐，惊风，癫痫
旋覆花—代赭石	降逆，涤饮	痰饮呕吐，咳嗽气喘
全蝎—蜈蚣	解痉，止痛	各种痉证，疼痛
地龙—僵蚕	祛风，解痉，止痛	偏头痛，癫痫，血管性头痛
全蝎—露蜂房	搜风通络	邪踞脉络，久治不愈者
僵蚕—蝉蜕	祛风除疹	风热瘾疹
代赭石—牛膝	滋补肝肾，降逆下行	肝阳上亢之眩晕、耳鸣、震颤
陈皮—青皮	理气，和胃	肝胃气郁之脘痞
枳实—厚朴	行气，消痞	气滞湿阻之痞满
香附—川楝子	理气，活血，止痛	气滞、血瘀之脘腹疼痛
柴胡—郁金	行气疏肝，活血	气滞血瘀之胁肋疼痛，闭经
川楝子—路路通	疏肝通络	肝气郁结之疝气
槟榔—沉香	理气降逆	气滞、气逆诸证
小茴香—沉香	理气止痛	肝气郁结之少腹痛
三棱—莪术	行气活血	气滞血瘀之癥瘕、闭经、痛证
三棱—鸡内金	消癥化积	血瘀经闭，食积
桃仁—红花	活血化瘀	血瘀诸证
五灵脂—蒲黄	活血化瘀，止痛	瘀血之腹痛

续表

药对	功效	适应证
泽兰—益母草	活血调经，利湿消肿	血瘀夹湿之鼓胀、闭经、月经过少
乳香—没药	活血止痛	血瘀痛证，跌打损伤
三七—血竭	祛瘀止痛	血证之夹瘀者
水蛭—䗪虫	破血消癥	血瘀癥块，闭经
麦芽—谷芽	消食健脾	饮食积滞
紫菀—款冬花	化痰止咳	凉燥咳嗽，久咳等
牡蛎—玄参	软坚散结	阴虚夹痰之瘿瘤等
党参—黄芪	益气，补脾	肺脾气虚，崩漏，带下
桂枝—黄芪	补益卫阳，温阳补中	血痹，中虚夹寒之脘痛、卫气亏虚
生姜—大枣	调和营卫，扶正祛邪	中焦虚寒之胃脘痛
熟地黄—当归	养血填精	精血不足诸证，月经失调，胎产崩漏
熟地黄—白芍	补血填精	精血虚弱诸证
当归—丹参	补血活血通经	血虚兼瘀之闭经、月经过少
鸡内金—白术	补脾健胃	脾胃虚弱之消化不良
附子—人参	回阳救逆	阳气虚脱证，阳虚崩漏
玉竹—地黄	滋阴养津	阴亏津伤之干咳、消渴等
麦冬—天冬	滋养肺肾	肺肾阴虚诸证
何首乌—仙灵脾	平补肾气，生精强身	肾虚，精子异常之不孕等
益智仁—补骨脂	温脾肾，收涩	脾肾阳虚之泄泻、遗尿、劳淋
蛤蚧—紫河车	补益肺肾	肺肾虚亏虚之咳嗽、哮证、喘证
菟丝子—枸杞	平补肾气	肾精不足诸证
山茱萸—山药	益肾涩精	男子肾虚遗精，女子肾虚带下
仙灵脾—仙茅	温补肾阳	肾阳不足之阳痿，女子宫寒不孕
肉苁蓉—巴戟天	补肾助阳	肾阳亏虚，不孕，肾虚便秘
覆盆子—紫石英	暖宫补肾，固精止带	肾阳虚寒诸证
鹿角霜—巴戟天	益肾助阳，温通督脉	肾阳虚、督脉阳虚诸证，崩漏
紫河车—鹿角	填补精血，温补肾督	肾阳虚、督脉阳虚，精血亏耗证
赤石脂—禹余粮	固崩，涩肠，止带	崩漏，久泄，带下
木蝴蝶—蝉蜕	利咽，开音	音暗证

续表

药对	功效	适应证
柴胡—升麻	升举阳气	气虚下陷诸证，崩漏，带下，子宫下垂，脱肛
槟榔—常山	截疟，行气	疟疾，行气消胀
槟榔—南瓜子	杀虫	蛔虫、绦虫、姜片虫、线虫等肠道寄生虫
葛花—枳椇子	醒脾，解酒毒	酒精中毒
黄芩—白术	安胎	脾虚胎热之胎动不安
桂枝—白术	解肌止汗	自汗
黄芪—防风	益气固表，祛风	气虚易感冒者
附子—麻黄	温阳解表	阳虚外感风寒
薄荷—玉竹	育阴解表	阴虚外感风热
人参—石膏	益气清热	阳明津伤或温病余热津气受损
生地黄—黄柏	清热泻火，滋补肾阴	肾阴虚挟湿热之痿证、痹证
当归—大黄	养血通便	血虚便秘
黄芪—葶苈子	益气泻肺	肺气虚而痰浊阻肺
白术—泽泻	健脾涤饮	痰饮所致眩晕
牡蛎—椿根皮	养阴清热，固崩，止带	肾虚挟湿之崩漏，带下
山药—牡蛎	益气涩肠	脾肾亏虚之泄泻
山茱萸—石韦	摄精泄浊	虚实夹杂之慢性肾病
黄芪—防己	利湿消肿	脾虚水湿之水肿
白术—枳实	消痞除胀，利湿	脾虚脘痞，积食
党参—石菖蒲	益气化湿开窍	气虚痰湿之胸痹
鸡血藤—海风藤	除痹通络	痹证
益智仁—草薢	泄浊摄精	虚实夹杂之膏淋、遗尿、遗精
白术—莪术	益气行瘀	气虚血瘀之鼓胀、闭经、疝证
人参—莱菔子	补气消食	脾虚食积，肺气虚伴痰气阻塞之咳喘
白芍—赤芍	养血祛瘀	阴血亏虚，瘀血停滞之胁痛、腹痛
生地黄—地骨皮	滋阴补肾，凉血调经	阴虚血热之月经先期或月经过少
鹿角霜—地鳖虫	补肾祛瘀止痛	肾亏瘀滞之腰痛，腰肌劳损，腰椎骨质增生

续表

药对	功效	适应证
鳖甲—穿山甲	消癥除积	积聚癥块
续断—川牛膝	补肝肾，祛瘀通经	肾虚挟瘀之腰痛，闭经
桑寄生—丝瓜络	补肝肾，通脉络	肾虚脉络不畅之腰腿疼痛
阿胶—黄连	育阴清热	肾阴不足、心火旺盛之不寐
阿胶—石膏	养阴润肺，清热润燥	温燥肺热证
麻黄—石膏	清热宣肺平喘	肺热咳喘证
大黄—附子	祛寒通便	实寒便秘
黄连—吴茱萸	清泄肝火	肝火郁结之胁痛、泛酸呕吐、妊娠恶阻
龟板—鹿角霜	生精血，强肾骨	阴阳两虚之痿证
瓜蒌—薤白	除痰宣痹	痰浊阻滞之胸痹
黄连—干姜	辛开苦降，清热燥湿	湿热互结之呕吐
黄芩—制半夏	辛开苦降，清热降逆	湿热所致呕吐、泄泻
黄连—制半夏	清热降逆，消痞止痛	湿热互结之脘痞
肉桂—黄连	辛开苦降，交通心肾	心肾不交之不寐
柴胡—黄芩	和解少阳	邪在少阳之寒热往来
白蒺藜—骨碎补	补肾疏肝	肾虚肝热之牙痛
桔梗—槟榔	宣畅气机，利水祛湿	湿脚气，风水
葛根—槟榔	升清降浊	升降失调之脘腹胀满、泄泻
夏枯草—牡蛎	平肝，敛阴，散结	肝肾亏虚，风阳上扰之头痛、瘰疬
麻黄—地龙	宣肺平喘	痰浊阻肺之哮证、喘证
杏仁—制半夏	润肺止咳，燥湿化痰	肺燥脾湿之咳嗽
生地黄—苍术	滋阴燥湿	阴虚挟湿之痿证
麦冬—制半夏	滋阴降逆	胃阴虚之呕吐
细辛—五味子	温肺化痰，止咳平喘	寒饮伏肺之哮喘
干姜—五味子	温肺祛饮，止咳平喘	寒饮咳嗽，喘证
桂枝—炙甘草	温通心阳	心阳不足诸证
白芍—甘草	缓急止痛	拘急性腹痛，妊娠腹痛
桂枝—当归	温经散寒，养血通脉	血虚挟寒之证，月经不调
蜈蚣—白芥子	搜风涤痰	风痰挟瘀之头痛、腰腿痛、中风、面瘫

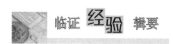

续表

药对	功效	适应证
威灵仙—地龙	祛风湿，活络	半身不遂，风湿痹痛
黄连—木香	清热燥湿，行气	湿热痢
茯苓—桂枝	温阳祛饮	痰饮病之无热者
桂枝—饴糖	甘温健中，缓急止痛	中阳虚寒之脘腹疼痛
石菖蒲—郁金	涤痰开窍	痰浊蒙心，惊证，痫证，不寐证
石菖蒲—川贝	清热开窍	热病，痰热神昏
吴茱萸—槟榔	祛寒，利湿	寒湿气滞之脘腹痛，寒湿脚气
鸡内金—槟榔	消食排石	食滞，胆囊结石，尿路结石
大黄—桃仁	祛瘀攻积	血瘀实证，下焦蓄血证
栀子—淡豆豉	清热除烦	胸中郁热之懊恼
鸡内金—柴胡	清肝泄积	肝积，胁下癥块
石膏—牛膝	清热泻火	胃热牙痛
石膏—升麻	清胃热	胃热牙痛
丹参—党参	益气调经	气虚挟瘀之月经不调
党参—白术	益气健脾	脾虚泄泻，带下
太子参—北沙参	益气养阴	气阴两虚之咳嗽
玄参—麦冬	滋阴生津	胃、肾阴虚诸证
玄参—生地黄	滋阴养血	血虚发热，吐血，崩漏，阴虚便秘
白术—苍术	健脾燥湿	食欲减退，泄泻肿满
白术—白芍	健脾养血	崩漏，带下，胎漏
白术—山药	健脾补肾	带下，泄泻
白术—海螵蛸	健脾止血	崩漏，带下
白术—茯苓	健脾和中	脾虚痰饮，泄泻
香附—乌药	理气调经	肝气郁结之痛经
香附—苏木	理气祛瘀	经行瘀滞，腹痛腹胀
香附—延胡索	理气散瘀	气滞血瘀，经行腹痛
香附—乳香、没药	行气化瘀	痛经，气滞血瘀诸证
木香—砂仁	行气止痛	脘腹胀痛，妊娠胎动
木香—小茴香	行气止痛	脘腹胀满冷痛

续表

药对	功效	适应证
川楝子—青皮、陈皮	疏肝解郁	胸胁胀痛，乳房胀痛
黄芪—当归	补气养血	气血两虚，月经失调，崩漏
黄芪—漏芦	益气增乳	中气不足，乳汁不下
苏木—延胡索	祛瘀通络	产后瘀阻，闭经，痛经
当归—川芎	养血调经	月经失调，经行头痛
当归—白芍	养血安胎	月经失调，胎动，崩漏
当归尾—桃仁	破血行瘀	闭经，癥瘕
丹参—郁金	祛瘀行气	月经失调，心腹瘀痛
丹参—远志	活血定志	惊悸健忘，夜寐不安
茺蔚子—泽兰	活血调经	月经失调，闭经
生蒲黄—血竭	散瘀止血	子宫内膜异位症，瘀血腹痛
生蒲黄—花蕊石	化瘀下膜	子宫内膜异位症，膜性痛经
生蒲黄—三七	化瘀止痛	子宫肌瘤，子宫内膜异位症下血过多
炒蒲黄—阿胶	养血止崩	血虚崩漏
生蒲黄—熟军炭	化瘀止血	血热挟瘀，产后瘀证
益母草—仙鹤草	养血止血	产后恶露不绝
牛膝—茜草	顺经止衄	经行吐衄
牛膝—车前子	利尿	小便不畅，产后癃闭
女贞子—旱莲草	补益肝肾	肾阴虚眩晕，血证
生地黄炭—炮姜炭	养血止崩	寒热兼顾之崩漏
藕节炭—陈棕炭	固涩止血	吐血，崩漏，带下
莲房炭—血余炭	化瘀止血	崩漏
生地榆—侧柏叶	凉血止血	血热吐衄，崩漏
丹皮炭—黄柏炭	凉血止血	血热崩漏，带下赤白
仙鹤草—旱莲草	益肾止血	阴虚血热崩漏，带下
茜草—旱莲草	凉血止血	吐血，鼻衄，倒经
山茶花—茅根	清热止衄	吐血，鼻衄，倒经
龟板—阿胶	养阴止血	阴虚崩漏
龟板—鳖甲	滋阴潜阳	骨蒸劳热，带下，崩漏，阴虚盗汗

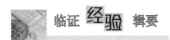

续表

药对	功效	适应证
龟板—鹿角霜	阴阳两补	阴阳两虚证
鹿角霜—阿胶	温阳止血	阳虚崩漏证
鸡冠花—椿根皮	清热止血	血热崩漏，湿热带下
生地黄—熟地黄	滋阴养血	月经失调，血虚崩漏，血虚诸证
杜仲—续断	补肾健腰，安胎	肾虚腰痛，胎动不安
潼蒺藜—巴戟天	补肾助阳	肾阳不足，不孕
肉苁蓉—枸杞	补肾益精	肝肾不足，目眩，腰痛
肉苁蓉—黑芝麻	滋肾润肠	产后便秘
山药—扁豆	健脾补肾	大便不实，脾虚带下
菟丝子—补骨脂	补肾止泄	先兆流产，平补肾气
菟丝子—覆盆子	补肾止遗	肾气虚之遗精、遗尿
覆盆子—益智仁	补肾固精	肾气不足之遗尿、尿频
金樱子—芡实	益肾摄精	小便频数，遗尿，带下
郁李仁—火麻仁	润燥清肠	大便燥结，产后便秘
全瓜蒌—元明粉	润燥软坚	大便燥结
蛇床子—枯矾	燥湿杀虫	外阴瘙痒，疮癣（外用）
紫石英—胡芦巴	温肾助阳	肾虚宫冷不孕
柴胡—白芍	平肝敛阴	肝旺月经不调，寒热往来
淮小麦—生甘草	养心除烦	经前及绝经期烦躁
龙齿—琥珀	镇静安神	失眠、惊悸
龙齿—石菖蒲	镇静逐痰	痰滞惊悸不安
龙齿—磁石	镇惊安神	惊悸，耳鸣，耳聋
石决明—珍珠母	平肝潜阳	头目眩晕，头胀
石决明—白蒺藜	平肝息风	头痛，眩晕，目赤
钩藤—天麻	平肝息风	肝阳上亢之头晕目眩，先兆子痫
羚羊角—钩藤	平肝息风	肝阳上亢之惊、厥、痫诸证
白芥子—丝瓜络	豁痰通络	痰滞阻络，月经失调
制南星—白芥子	化痰散结	痰脂壅滞，月经失调

续表

药对	功效	适应证
皂角刺—穿山甲	化瘀通络	络阻不孕，癥瘕积聚
路路通—公丁香	辛温通络	络道不畅，月经失调
砂仁—白豆蔻	行气调中	脘腹胀痛，嗳气泛吐
蔓荆子—细辛	散风止痛	头痛，寒热兼顾
川芎—白芷	搜风止痛	风寒头痛
升麻—荷蒂	升举安胎	胎元不固，子宫下垂
海螵蛸—白芷	胜湿止带	赤白带下
姜半夏—厚朴	燥湿和中	湿阻胸腹胀满，呕吐
姜半夏—竹茹	化痰止呕	妊娠恶阻，泛酸呕吐
鲜石斛—鲜芦根	清胃生津	胃热津伤，恶阻
乌梅—鲜芦根	清胃生津	口干烦渴，恶阻
败酱草—红藤	清热化瘀	瘀热腹痛，肠痈，妇科炎症
龙胆草—甘草	清热泻火	下焦湿热，阴痒
地龙—月季花	化瘀通络	月经失调，络道受阻
海桐皮—地肤子	祛风湿热	皮肤风块
绿豆衣—西瓜翠	清热解毒	暑热烦渴，痈肿热毒
羌活—防风	解毒祛风	外感发热头痛
羌活—独活	祛风胜湿	痹证，关节疼痛不利
独活—防己	祛风行水	腰膝酸重，关节疼痛
海藻—昆布	消痰软坚	瘿瘤，癥瘕，乳核，肌瘤
荔枝核—橘核	散核消肿	瘰疬，乳核，痈肿
石见穿—鬼箭羽	行瘀化癥	癥瘕，肌瘤
蒲公英—夏枯草	清热散结	乳癖，乳房小叶增生
王不留行—通草	痛经下乳	乳汁不通
桂枝—姜黄	温通经络	臂痛，行痹
威灵仙—豨莶草	祛风湿痹	脚气痿弱，足肿
天仙藤—乌药	行气利水	妊娠湿阻水肿
冬葵子—茯苓	利水消肿	妊娠水肿
赤小豆—麦麸	行水消肿	水肿，脚气

续表

药对	功效	适应证
煨姜—艾叶	温宫逐寒	宫冷腹痛，不孕
浮小麦—糯稻根	养心止汗	自汗，盗汗，骨蒸虚热
五味子—麻黄根	生津敛汗	自汗盗汗，津少口渴
雷丸—鹤虱	苦寒杀虫	虫积腹痛
使君子—榧子	杀虫消积	虫积腹痛
川楝皮—枳实	杀虫消积	虫积不下
前胡—桔梗	宣肺散风	外感风邪咳嗽
诃子—肉豆蔻	理中涩肠	久痢，久泻
百部—功劳叶	润肺杀虫	痨瘵
枸杞—菊花	补益肝肾	肝肾不足之眩晕

七、对中医的再认识

中医的发展史，有文字记载的可追溯到两千多年前，可谓不短。如果从更早中华先祖运用植物药、砭石防病、治病的萌芽时期算起则要到石器时代了。无可置疑，中医学的发展对中华民族的繁衍昌盛起到了重要而不可替代的作用。

然而，随着西方医学的引入，由于西医学是和现代其他学科相紧密结合共同发展的产物，因而对于疾病的认识完全异于传统的中医学，它利用现代最新的科学技术手段，使自身获得迅猛发展，在医学的很多领域占据着统治的地位，如预防医学、外科学、遗传学、妇产科学、口腔医学、传染病学、儿科学、预防医学、急诊急救医学等方面。现代教育均是基于现代生物学、物理学、化学、数学等现代科学，故现代医学更容易被人们所接受，人们再也不是用古气象学、古天文学、易学、取类比象等方法来思考医学问题，即便是现在学习中医的专业人员也是如此，所以容易出现思维上的"脱节"，更影响传统中医学的发展。

鉴于现代医学的诸多优势所在，加之传统中医学中夹杂的一些封建迷信的糟粕被少部分人有意无意地利用与曲解，让反对、否定中医学的人找到了借口，过去"废除中医案"和现代一些人提出的"否定中医论调"就是例子，认为"中医不科学、中医的存在会阻碍现代医学的发展、有碍于人民健康保障"等论调时有出现。当然，也不排除那些所谓的"学者"明知是错误观点，但为炒红自己或博人眼球而故意发表去除中医的怪论者。

诚然，中医学发展到现在，的确受到了前所未有的挑战。我刚从医时（1975年）体会到的，当时中医工作还有很好的氛围，省、市、县的中医学会组织机构长年运作，学术期刊订阅人数不在少数，一大批热爱中医学的人活跃在各阶层，全国省、市、县的学术会议时时召开，一批名老中医占有着临床工作的很大份额，比如我们县某医院，中医是医院主要的业务来源，其门诊工作量占医院门诊量的80%以上，一位老中医每日平均门诊数在150人次以上。然而，今天情形则大为改变：中医药学术机构减少，纯中医学术交流极少开展，老一辈中医人员相继离世，中医院校毕业学生少有能坚持专业岗位而改行者众多，病房工作由于受多方面因素影响，医者不能适应临床需要而多半中西两用，且往往以西医为主，中医则作为辅助专业而存在，有特色专业的骨科医生西化严重，即便是有中医特色的骨折手法复位也多半被内固定手术替代，中医中药成为辅助治疗手段……

因为我一直身处公立医院，也见证了医院几十年来的发展，看到了国家层面很多的对中医工作的扶持政策，对中医医疗机构建设的财政倾斜，项目专项补贴，对中医从业人员在晋升晋级、中医药人员执业资格的取得等方面都结给予了很大的支持，然而，还是能感觉到，中医的发展总是温而不火，步调缓慢。在更基层的医疗机构，除了少数地区还有其继承者，继续从事中医工作，而更多的即便是中医专科医院还是以西医人员为主，人员结构并不合理，以往的村中医早已是寥若晨星！

中医发展的现状，深究其原因，有多方面因素，学术上没有大的突破，市场经济对中医从业人员的取向选择、新生一代对中医不甚了解、名老中医相继离世的影响、新兴学科对传统学科的冲击、中西医之间方方面面的优劣势比较等因素造成了目前的中医、中药发展缓慢，中医传承后继乏人，求医人员减少，学术难以继承与进步的现状，其前景不得不令人担忧！

毛泽东同志说，我们中国如果说有东西贡献全世界，我看中医是一项。

毛泽东同志对中药、针灸、中医典籍也很重视。在 1954 年，毛泽东指出，中药应当很好地保护与发展，我国中药有几千年的历史，是祖国极宝贵的财富，如果任其衰落下去，那是我们的罪过。中医书籍应进行整理。应组织有学问的中医，有计划有重点地先将某些有用的，从古文译成现代文，时机成熟时应组织他们结合自己的经验编出一套系统的中医医书来。

后又说，中医医药学是一个伟大的宝库，应当努力发掘，加以提高。

如果说中医学是一个宝库，那么其中的"宝"应该是什么呢？这个问题，我想不是哪一个人就能说得清楚的，但我相信以下这些应该在其列。

1. 整体观念

人在一个环境中，作为环境中的一个组成部分，并时刻受其影响，无论是生理的还是病理的影响，这是大环境的整体观念。机体本身也是一个有机的整体，脏腑、气血、津液、皮肉筋骨、五官、孔窍等在生理上互相协作、病理上互相影响，构成一个小的内环境。中医学从不孤立地看待一个人的生理与病理现象，这就是整体观念。当然，不是说西医学就不讲整体观念，西医学在解释许多疾病时也会阐述器官、系统之间的关系和影响，比如说休克，各个阶段血管与血管床的不同状态、血液与体液分布、酸碱与电解质的变化及心、脑、肝、肾在不同阶段的受损程度与相互作用等。但总的来说没有像中医学这样旗帜鲜明的提出"整体观念"这一概念。

中医学理论的形成与中医的起源环境有着密切的关系，受古代哲学思想的影响，中医学吸取了汉代以前的哲学成果，直接地、大量地引用气、阴阳、五行、形神、天人关系等重要的哲学概念和学说去阐明医学中的问题，使之成为中医学的重要概念和理论，把哲学理论与医学理论熔铸成为一个不可分割的有机整体，体现出中国古代人们的特殊思维方式。中国古代哲学为中医学理论的形成和发展奠定了世界观和方法论基础。

古人依据"天人合一"的理论，把人作为自然环境中的一员，天体为一大天，人体为一小天，疾病的发生、发展、变化也与环境变化密不可分。

西医学的建立是从解剖入手的，从细微结构开始，到细胞组织学，然后到器官、系统、人体。对于每个器官的认识相对独立，相对分科也会比较细，但实际上人体的每个器官都不可能完全独立，每个器官之间、每个系统之间只有互相协调工作，才能形成一个正常的、完美的机体。

治病方面，西医一般是哪个器官出现问题就找相应的科室进行治疗，但是中医不是这样，更多的是通过整体调节，理论基础是将人体的五脏六腑、四肢百骸，通过津液、气血、经络等连接成一个有机的整体，各脏腑有各自的功能特点，相互间通过生、克、制、化，互相影响，很难截然分开。

所以，中医医生可以通过系统认识治疗内科、外科、皮肤科、妇科、儿科、五官科的疾病。中医在推断病证的时候，即要考虑致病因素的特征变化，还要考虑环境因素、运气变化、各个脏腑在致病条件下的反应等因素，然后做出判断和制订治疗方案。一个常见的上呼吸道感染，西医只需要做出感染是病毒或是细菌或者其他病原体造成的，然后选择相应的药物，加以休息，支持治疗即可。然而，中医要四诊合参，分析其外感属于风寒、风热、燥气、伤暑还是单纯伤风等，是否有阴、阳、气、血的损伤，其兼夹证如何，小儿是否伴有饮食所伤，病在卫分还是气分，女子是否在经期，肠道是否通畅（阳明经、腑证），有无肺气失宣，体质因素如何（阳热体质、虚寒体质、痰湿体质等）。对于寒凉或温热药物的耐受情况怎么样，当年的运气如何……，只有这样全面分析后，得出符合个体的治疗方案，才会不至于出现误差，治疗效果才会"效如桴鼓"。

中医对整体观念既有理论的探讨，也在临床实践中得以印证，同样是流行性乙型脑炎，北京地区和石家庄地区流行的，其证型就完全不一样，时间变化了，气候变化了，"运气"不同了，疾病的形成环境也就不同了，于是对机体的影响也必然不一样，导致了一个以暑热为主，一个以暑湿为主，一个需要清暑热，一个需要清暑并化湿，临床表现和辨证都有明显的差别。后来的治疗效果证明这样的分型的确取得了明显的临床疗效，这就是中医参照了运气学说对同一疾病得出的不同结论。

又如中医治疗"咳嗽"一病，就有"五脏六腑皆令人咳，非独肺也"，认为外感干肺，肺气失宣可令人咳；脾不运湿，痰湿内生，上干于肺可以导致咳嗽；肾阴不足，虚火内生或肾阳不足，阳不化水，水饮为患而成肾虚咳嗽；肝木过旺，"木火刑金"而咳嗽胁痛，其则咯血；五志过极，心火内炽克制太过，肺阴亏耗而为心咳；咳嗽遗尿的膀胱咳等。又如"不寐"一证，中医治疗，往往不会局限在"心"之一脏，凡是干扰了心神的所有原因导致"阳不入于阴"都可能致失眠发生，譬如邪气所干，正气不足，脏器所伤，其治疗也"损其有余，补其不足"，其病自愈。西医学更多还是会从神经、精神学的范围来讨论"失眠"这个问题。

其他譬如眼病治肝，舌病泄心，肾炎补脾，骨刺补土，皮肤病治肺，失眠交通心肾，牙痛清肾之虚火等，都是整体观念应用的具体体现。

2. 辨证论治

辨证即分析、辨识疾病的证候。指以脏腑、经络、气血、病因、病理等基础理论为依据，对四诊所收集的症状、体征以及其他临床资料进行分析、综合，辨清疾病的原因、性质、部位以及邪正之间的关系，进而概括、判断为何种证候，为论治提供依据的过程。

辨证论治是中医临床的核心，是中医治病的关键所在。如果是只有病名的诊断，而没有辨证的过程，一般来说是难以处方用药的。《太平惠民和剂局方》曾在宋代盛行一时，其所列处方经过官方机构认可的有效民间方剂 788 首，成方制备后，附以说明，用者只需"按图索骥"，使用方便，故为患者广泛接受。但后来又逐步不被医者所看好而衰落，其根本原因就在其固定的成方很难和患者的病机完全切合，因其不能临证加减，剂量也不能随机调整，限制了医者根据病情变化而可能的操作变化，加之成药与煎服剂的疗效差异等原因，故而呈昙花之现，未能成为中医治病之主流。朱丹溪在《局方发挥》书中说："医者意也……今乃集前人已效之方，应今人无限之病，何异刻舟求剑，按图索骥，冀其偶然中难矣！"

目前，新型的中成药层出不穷，配伍较好，又与患者病机相符合者，疗效较好些；反之，则难以获效。这就是为什么一些非中医专业医生对于辨证不了解而使用中成药效果不好的原因所在，同为外感，面对连花清瘟胶囊、九味羌活丸、藿香正气丸、防风通圣丸等不知所选。丹参制剂可以用于冠心病患者，大多西医医生都知道，了解它的化瘀通脉，扩张冠状动脉的作用，所以凡是诊断为冠心病的都在用，如果患者是心阳不足或是心气虚，难以推动心血运行而成心血瘀阻，则治疗的主要重点是补充心阳

（气），动力有了，心血得运，心悸、气短、水肿都可以得以缓解，只是丹参制剂则难以获效。记得毛以林先生在《道少斋中医讲稿》中记载，说是某西学中的一位教授，在临床上遇到一例乌头中毒的患者，心律紊乱，病情较重，需要快速纠正心律失常的问题，当时选择的药品有限，于是他就给患者静脉输用双黄连，患者心律失常问题很快得到了纠正，查看双黄连的使用说明，只说了可以清热解毒，清宣风热，可以用于外感风热引起的发热、咳嗽、咽痛，适用于病毒及细菌感染的肺炎、扁桃体炎、咽炎等，并没有治疗心律失常一说。询其治疗思路，其云：因乌头为大热之品，双黄连苦寒，可以清热解毒而除热，"热者寒之"以黄连之寒性制乌头之热性，故用之。其机制符合中医辨证思想，故取得了好的临床疗效。以前读过一则古医案，说是一患者腹痛剧烈，数日不大便，前医见其腹痛而大便不下，知其腑气不通，故以承气法下之，连服二剂，便未见下而腹痛未减轻。更医，仔细分析患者系高龄阳气衰微复为寒邪所伤，如冬季寒冷而水为之冰凛，寒结于内，故大便不行。施以大剂附子、干姜辛热之品，寒邪得化，腹痛止，大便亦通。这就是辨证与不辨证的区别。

我看了很多的中成药制剂资料介绍，它们的研究一般都是基于对中药的现代药理研究和对应治疗对象（疾病）的作用比较，或者对于以往某药的对比结论，比如：苍耳子合剂治疗鼻炎；参松养心丸治疗冠心病；肝友胶囊治疗肝功能不全；宫血宁治疗功能性子宫出血等。可以说这些中成药都有一定的临床疗效（只要是病机符合了），是中医治病的新武器。但其不足之处就在于忽略了中医治病的核心思想"辨证论治"，包括辨证使用中成药。所以就注定了见"病"用中成药，没有按照辨证施治的原则分型用药，故出现了有的效果好而有的无效，重复性差或只有副作用了。还有就是中成药的药物难以明了，虽然在其说明书中有部分成分记载，但为了保密需要，往往不是全部药物的体现，也没有具体药物的剂量，一些药物还经过改造处理，制备工艺的不同等原因，所以医者不能完全了解其成分，也是使用中成药的难点。

辨证论治的核心在于找出病机所在而给予施治，而确定病机则需要考虑诸多因素，分别对待。这一点是学习中医的难点，也是和西医的区别所在（当然，西医也是要根据不同情况具体处理问题的，但其中有差别）。

为了更进一步说明中医辨证论治核心思想，现摘录广东省名中医何炎燊先生的两则医案印证之。

案例一：

吴某，男，13岁，1987年6月6日到东莞就诊。

其母云：此子已患肾炎年余，西医谓此病难治。原其姐患慢性肾炎发展至肾衰竭，已行肾移植术，医据其家族史，故有难治之说。最初用大量激素冲击疗法，水肿消退，小便正常，减药后病情反复，而体质日差，常患感冒，且病情加重。前医曾施用寒热攻补诸法，无一效。病孩懒言少动，神气甚疲，肌肤苍白不泽，面目轻度水肿，纳谷不馨，时作干呕，大便溏滞，小溲黄短，夹泡沫如皂泡状，脉濡缓，两寸略浮。舌质淡红不华，苔腻，根部厚。化验：血红蛋白91克/升。尿素氮8.2毫摩/升，肌酐145微摩/升，尿蛋白（＋＋＋），红细胞（＋＋），颗粒管型（＋）。

脉症合参，病属脾肾两虚，目下形浮溺短，食欲减退、便溏，水湿弥漫，不宜骤补，先予健脾展气行水，黄芪石韦合五苓散加减（停用一切西药）。

处方：黄芪20克，石韦20克，白术15克，萹蓄15克，猪苓15克，泽泻15克，带皮苓25克，桂枝7.5克，半夏10克，紫苏叶10克，陈皮5克。七剂。

二诊：因停用激素，面目水肿，小便仍短，上方桂枝改为肉桂2克，以蒸动膀胱气化，加麻黄7.5克，以宣肺行水。七剂。

三诊：小便量增，水肿减半，大便成形，胃纳仍差，小便检查无进展，上方去麻黄，加淮山药20克，大枣15克，增加健脾之力。十剂。

四诊：上方服药至第六剂，病情好转，前日当风受凉，恶寒发热，无汗，两目复肿，尿少，家人忧虑，急来莞诊治。脉浮缓，舌白不渴，予人参败毒散以解外邪。

处方：党参15克，柴胡10克，前胡10克，羌活10克，带皮苓25克，炙甘草5克，川芎7.5克，枳壳10克，桔梗10克，生姜3片，大枣两枚。二剂。

两日后，其母电话告："服一剂寒热罢，服二剂诸恙悉退"，乃嘱其接服第三诊之方（十五剂）。

五诊：病家因故未暇及时来莞，已服第三诊方二十剂，此时病孩神气颇佳，水肿全消，小便量多，泡沫少，胃纳亦稍振。化验：血红蛋白102克/升，尿素氮、肌酐皆正常，尿蛋白（＋＋），红细胞（＋），管型（－），改用参苓白术散加减，健脾固肾，合玉屏风散，防治感冒。

处方：党参20克，带皮苓30克，白术15克，萹蓄15克，山药20克，薏苡仁20克，砂仁5克，陈皮5克，芡实20克，莲子15克，黄芪20克，防风10克。

嘱其每周服二三剂，如无时邪外袭，湿热内伤，可长服不辍。

1988年春节，病家来莞探访，病孩已康强胜昔，血红蛋白升至121克/升，惟尿中仍有蛋白（＋－），红细胞（＋～＋＋＋），其母问可复学否，何氏应之曰"可，惟不可过劳耳"。此后停用汤药，拟善后之法：

（1）每日服六味地黄丸两次，每次6克。

（2）每周服食"消蛋白粥1～2次：黄芪20克，怀山药20克，芡实20克，白果肉15枚，白米适量熬粥食。

此后小便检查一直阴性，发育良好。

按：此例有家族史之慢性肾炎，迁延年余，用激素已无效应，故医云难治，而纯用中药治疗，却获得远期疗效。

常见医家治疗慢性肾炎，久治不愈者，多说病位在肾，尤其用激素者，多见肾阴亏损，且有久病入络，必多挟瘀之说，然而，此例则始终在脾，又无挟瘀之脉症，故不为成说所拘，按中医传统理论，辨证施治获效。

初诊所用之黄芪石韦汤乃何氏从《金匮要略》防己黄芪汤化裁而来者，防己苦寒，损伤脾肾，故易以石韦之清淡，既能利水又不克伐，多年试之颇效。

停用激素，则尿量减少，水肿甚，按照中医学说方中加入肉桂、麻黄，消肿之效更显。"膀胱者，州都之官，津液藏焉，气化则能出矣"。肉桂蒸动命火，其化气之力远胜桂枝，而肺为水之上源，麻黄宣降肺气，气降则水行矣。

大势既平，方中始加固肾之品，而选用莲肉、芡实者，脾肾兼顾之法，而避柔腻之品，以防碍脾资湿也。

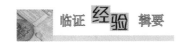
善后之法，常服六味地黄丸，乃考虑患者先天因素，乃增强体质，防止复发之计。

案例二：慢性肾炎（阴虚兵挟湿）

吴某，男，12 岁，乃上例之堂弟。

1989 年初患肾炎。家人鉴于其堂姐肾移植及堂兄慢性肾炎久治未愈，十分焦急，日日中西药并进，西药用泼尼松，以致面目水肿，中医见肿，说是寒湿，用胃苓及防风、羌活等药，又惑于肾病宜补之说，常用鲍鱼、鱼鳔炖猪腰子等强之食，病遂缠绵不愈。1989 年知其堂兄病愈，乃专程来莞就医。2 月 15 日初诊，病孩面目水肿而红，疲乏，自诉时有头晕目花，肌肉酸楚，烦躁咽干，口秽喷人，不思饮食，溺黄短，大便两日一行，溏滞肛热。诊其脉弦滑细数，舌红，苔黄腻浊，血压 142/88 毫米汞柱，化验（摘要）：尿素氮 7.8 毫摩 / 升，肌酐 140 微摩 / 升，尿蛋白（＋＋＋），红细胞（＋＋＋），白细胞（＋），询之，现每日服祛风燥湿中药及强的松 30 毫克。据病史及脉症合参，乃肾阴虚而湿热郁结之候，目下宜清化湿热为主，兼顾肾阴。

处方：生地黄 20 克，怀山药 20 克，茯苓 30 克（皮肉各半），牡丹皮 15 克，泽泻 15 克，白花蛇舌草 30 克，崩大碗 30 克，黄芩 12 克，滑石 20 克，茅根 30 克，冬瓜皮 20 克，山楂 20 克，麦芽 25 克。每日一剂，连用 7 天。

并嘱：从即日起，激素减半，每日 15 毫克，摒绝一切补品，饮食清淡。

二诊：病家因故未及时来莞，见服药有效，已连服 12 剂，病孩面肿消退一半，胃纳转好，夜睡颇安，大便成形，每日一行，小便量多，色黄稍淡，舌苔退薄，面、口干燥依然，此时湿热已去七八，转方以清养肾阴为主，祛湿清热为辅。

处方：生地黄 25 克，萸肉 15 克，怀山药 20 克，茯苓 20 克，泽泻 15 克，牡丹皮 15 克，龟甲 25 克，知母 2 克，天冬 12 克，茅根 30 克，白果肉 15 枚，川草薢 20 克，冬瓜皮 20 克。连服十五剂，激素再减至每日 7.5 毫克。

三诊：面肿消退七八，面赤转黄，眠食均好，精神稍振，舌苔退薄大半，脉弦细略数，小便不黄，量多。化验：尿素氮 6.2 毫摩／升，肌酐 128 微摩／升，蛋白（＋），红细胞（＋＋＋～＋＋＋＋ 个），白细胞（－）。血压 120/70 毫米汞柱。此时邪已去，正虚稍复，转方以补肾阴为主。激素每两日 5 毫克，1 周后停用。

处方：生、熟地黄各 12 克，山茱萸 15 克，怀山药 20 克，茯苓 15 克，牡丹皮 15 克，泽泻 15 克，龟板 25 克，女贞子 15 克，旱莲草 15 克，芡实 20 克。每周服三剂。

另处补脾阴方：太子参 15 克，北沙参 10 克，怀山药 15 克，萹蓄 15 克，陈皮 2 克，石斛 10 克，茯苓 15 克。每周服一两剂。

另：如小便黄，稍觉内热，可暂用下方一两天。

六一散 20 克，茅根 30 克，冬瓜皮 20 克，薏苡仁 20 克，南豆花 10 克，川萆薢 15 克。

此后每月来莞一次，仍用前法间歇服用，小便一直转阴。

按：此病本不重，因误治而迁延，以致肾功能损害。医见其面目水肿而连用祛风燥湿之药，辛温助火劫阴，其误一也。畏虚蛮补，多食温补腻滞之品，助火生湿，郁结难解，其误二也。故初诊治以清化湿热为主，又用六味地黄汤去萸肉之温以顾被燥药所劫之阴，预计 1 周后可转方，而患者服至十二剂，虽得显效，但阴虚之症（头晕目花神疲）不减，不宜再用寒凉，故改用六味地黄合大补阴丸以滋潜肾阴，以天冬易黄柏，避其苦寒，仍兼茅根、白果肉、川萆薢、冬瓜皮之清淡。

至于善后之法，则三方鼎立之，其一以补肾阴为主，因鉴于其有家族史，故须顾护先天，其二，恐其滋阴之药久服困脾，故间服补脾之剂，以扶持后天。其三，慢性肾炎多虚中有实，故又预立清化之剂，以防患于未然，此例立法周到，故远期效果良好。总之，慢性肾炎病程长，易复发，医者处方用药要步步小心，而病家饮食起居须恪遵医嘱，又为愈病之关键也。

温习何老的医案，我要问的是，为什么诊断的同一疾病，中医在治疗时会有这么大的区别？究竟是证型的不同还是诱因的区别？不同的药物治疗后得到的结果相近，那药物起效的机制又是什么？

通过这两个案例，能体会到中、西医在治疗疾病思维方法上的异同，中医在诊断一个疾病的时候往往较为概括，而在辨证用药时则有众多的思路，辨证入微，考虑的因素较多，变化很大，其结果也迥异。

再举浙江名中医史沛棠先生治疗慢性肾炎的案例说明辨证论治在肾病的异同：

案例一：黄某，女，48岁。患者慢性肾炎多年，全身轻度水肿，精神疲乏，腰酸疼痛，尿蛋白（＋），红细胞（＋−），透明管型（＋），苔薄白，脉小细缓。辨证：脾肾两虚。治疗：健脾补肾，利水消肿。处方：黄芪12克，党参9克，炒白术9克，茯苓12克，山药12克，煨升麻6克，炒地黄12克，山茱萸6克，炙龟甲15克，冬瓜皮15克，葫芦壳12克，杜仲12克，补肾金刚丸4克。

二诊：水肿消退，尿检未正常，续加入桑螵蛸6克，覆盆子12克，龙骨12克，牡蛎12克。两周后尿检正常。

案例二：陈某，男，24岁。患慢性肾炎，尿蛋白（＋＋），红细胞（＋），透明管型（＋＋）。舌红，苔薄白，脉弦细稍数。辨证：脾肾两虚，湿热内蕴。处方：黄柏6克，知母6克，山药30克，茯苓12克，生地黄12克，熟地黄12克，泽泻9克，山茱萸9克，龟板15克，防己6克，黄芪9克，党参9克，砂仁3克。十剂。

二诊：尿量增多，水肿减退，尿检正常，腰部酸痛，为肾阴亏证，上方加入滋肾清虚热之品：黄芪12克，党参9克，茯苓12克，龟板18克，鳖甲18克，地骨皮9克，甘菊6克，冬瓜皮15克，巴戟天6克，续断9克，砂仁7.5克，补肾金刚丸4克。十剂。

三诊：诸症消失，尿检正常。

案例三：董某，男，35岁。全身水肿，腹部膨大，尿蛋白（＋＋＋），红细胞（＋），颗粒管型（＋）。辨证：脾肾阳虚证。处方：附子6克，桂枝3克，炒白术9克，黄芪12克，甘草3克，防己6克，怀牛膝9克，冬瓜皮15克，椒目2克，葫芦壳15克。十剂。

二诊：小溲增加，全身水肿已瘥，胃纳不馨，精神疲乏，大便溏。证为脾阳不振，中焦湿困，上方加入党参15克，山药15克，升麻6克，陈皮4.5克，砂仁3克。十剂。

后胃纳增，腰坠，上方加巴戟天9克，菟丝子9克，桑寄生12克，斑龙二至百补丸 12 克（分吞）。连服一月，诸症除，尿检蛋白微量。

案例四：潘某，男，35 岁。患者肾炎多年，长期面部水肿，腰酸乏力，近周突然恶心频作，头昏头痛，神时不清，语言謇涩。非蛋白氮 6.7 毫摩 / 升，诊断为慢性肾炎尿毒症。辨证：脾肾阳虚，湿浊内聚，中焦阻塞，清窍被蒙，元神失固。治法：扶元固本，化湿泄浊，芳香宣窍。处方：移山参 9 克，姜竹茹 6 克，淡干姜 4.5 克，枳壳 12 克，制大黄 6 克，防己 6 克，郁金 6 克。三剂。

二诊：三剂后，神志清楚，语言恢复正常，泛恶减轻，续上方五剂。

三诊：非蛋白氮 3.4 毫摩 / 升。以后经调理，病情稳定。

慢性肾病是目前较难治愈的慢性疾病之一，到了后期除了各种透析和肾移植外，难有更佳的方案选择，而这两种方法也有较多的弊端，前者不能根治，时间长，费用高，患者需长期治疗，可以视为治标的权宜之法。后者面临肾源不足问题，还有移植成功率和需长期使用控制排异反应的药物，时间长而费用不菲。

通过列举上述老中医治疗慢性肾病所见，对该病的辨证施治，依据不同的病理阶段与表现，分别采用泄浊、化瘀、利湿、益气、疏郁、补肾、健脾、温阳、固摄、开窍等法，处方用药也有较大的变化，非一方一法之治疗，最后都使病情得以逆转和控制，并且疗效稳定，尿、血检复常，大多数患者可以免除透析或换肾之苦，其临床价值和方案优选都值得进一步研究。

3. 中药

中国人使用中（草）药防病治病从有文字记载开始已有几千年的历史了，要是从考古的发掘中所发现的实物证实则更早些。大多以植物为主，亦使用矿物、动物、介类、少许合成与提取物等。与西医药物多为化学合成药物有较大的区别。

中药是中医治病的基础和最重要的手段，经过历代医学家的实践，逐步掌握了药物的效能与毒副作用。用性、味、归经、升、降、浮、沉等理论概括药物的性能，与中医理论契合，如果深研它，应先有药物的使用而后有中医理论的产生。

中国幅员广大，药材众多，被中医纳入使用的只是其中的一部分。

《五十二病方》是现知中国最早的古医方书，用药达 247 种。出自秦汉年间的《神农本草经》是现存最早的药物学专著，为中国早期临床用药经验的第一次系统性总结，被历代医药学家誉为中药学经典著作，全书分三卷，载药 365 种（植物药 252 种，动物药 67 种，矿物药 46 种），分上、中、下三品，文字简练古朴，被历代中医家奉为经典。以后的各个时期都有很多对中药的收集、整理，用浩如烟海来形容也不为过。其中就近的如宋·唐慎微《经史证类备急本草》，简称《证类本草》，收载药物 1 746 种。明·李时珍《本草纲目》收载药物 1 892 种。中华人民共和国成立后，1953 年颁布了第一部《中华人民共和国药典》（简称《中国药典》）（1953 年版），共收载各类药品 531 种，以后并不断地增补完善，到 2020 年，《中国药典》共收载药品 5 911 种。另外《中药大辞典》第一版的修订本，增补了近 30 年来有关栽培（饲养）技术、药材鉴定、化学成分、药理作用、炮制、现代临床研究等方面的中药研究成果，反映了当代中药学的研究水平，其收载药物 6 008 味，每一味药物下设异名、基原、原植（动、矿）物、栽培（饲养）、采收加工或制法、药材、成分、药理、炮制、药性、功用主治、用法用量、选方、临床报道、各家论述等内容。

现在临床最常用中药也就几百种，应该说还有很多未被采集、认识和广泛使用。在这些丰富的药源里可以说蕴含着极高的临床和研究价值。

屠呦呦团队的单味中药青蒿提取物——青蒿素治疗疟疾，特别是对脑型疟疾具有速效和低毒的特点，被世界卫生组织称作是"世界上唯一有效的疟疾治疗药物"。一味中药就得了一个诺贝尔奖，为国人争光，也印证了伟人毛泽东的"宝库"论述。其实，中医都知道，中医治疗疟疾的方法和药物很多，青蒿素只是其中之一。其他有代表性的中药研究成果如从紫杉树提炼的紫杉醇治疗肿瘤、八角中提炼的莽草酸抗流感治疗，都是经过现代研究证实的有效药物。

我例举现在研究比较深入的另一类中药——大黄，旨在说明其中药物的复杂性和现代研究对中药的认识。

大黄味苦，性寒，有清热泄下的功效，很多地方都在使用，现代研究其具有致泻作用的主要成分是蒽醌苷及双蒽酮苷。

蒽醌苷有大黄酚 –1– 葡萄糖苷或大黄酚苷、大黄素 –6– 葡萄糖苷、芦

荟大黄素 -8- 葡萄糖苷、大黄素甲醚葡萄糖苷、大黄酸 -8- 葡萄糖苷；掌叶大黄中还含有大黄素双葡萄糖苷、芦荟大黄素双葡萄糖苷、大黄酚双葡萄糖苷。

双蒽酮苷有番泻苷 A、B、C、D、E、F。大黄的致泻效力与其中的结合性大黄酸含量成正比，游离的蒽醌类成分无致泻作用。番泻苷的泻下作用较蒽醌苷为强，但含量则远较后者为少。

游离型蒽醌类主要有大黄酚、大黄素、大黄素甲醚、芦荟大黄素、大黄酸。

大黄又含有大黄鞣酸及其相关物质，如没食子酸、儿茶精、大黄四聚素。此类物质有止泻作用。

此外，大黄尚含有脂肪酸、草酸钙、葡萄糖、果糖和淀粉。

药理作用：

1）泻下作用

大黄有泻下作用，蒽醌苷是其产生泻下作用的主要成分，番泻苷的作用最强，游离型蒽醌类只有微弱的泻下作用。实验证明大黄煎剂的泻下作用明显，但受煎煮时间、加热温度和酸碱性的影响，长时间的加热会使大黄致泻的有效成分番泻苷的泻下效力降低。大黄口服给药后需 6～8 小时才发挥作用；而直肠给药，泻下作用出现的时间较口服要快得多；注射其有效成分，则作用迅速且泻下效力最强。

研究表明：大黄的有效成分口服后，在消化道内被细菌代谢为具有生物活性的代谢产物而发挥泻下作用。亦有研究证明：大黄发挥泻下作用的另一途径是番泻苷由小肠吸收后，经肝脏转化为苷元，再刺激胃壁神经丛而引起大肠蠕动致泻，同时一部分以原型或苷元形式随血转运到大肠，刺激黏膜下神经丛和更深部肌肉神经丛等，使肠运动亢进，引起泻下。大黄的泻下成分能排泄于乳汁中，乳妇服用后可影响乳婴，引起婴儿腹泻。

大黄具有兴奋和抑制胃肠的双重作用，前者的物质基础是番泻苷，后者的物质基础是鞣质类。实验表明：大黄汤对小鼠胃肠道的作用，初期呈运动亢进，后期呈运动抑制，低浓度促进，高浓度抑制。大黄中所含之鞣质对胃肠运动有抑制作用，故在产生泻下作用后可出现便秘。大剂量使用大黄（1～5 克）时，产生泻下作用；小剂量使用大黄（0.05～0.3 克）时则

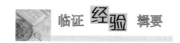

出现便秘，其机制与大黄中所含鞣质的收敛作用掩盖了含量过少的泻下成分的作用有关。

2）对病原微生物的作用

在试管内，大黄对革兰阳性菌和某些革兰阴性菌均有抗菌作用。抗菌的有效成分以芦荟大黄素、大黄素及大黄酸作用最好。其抑菌效力之比为4：2：1；抑菌的有效浓度为1.5～25毫克/毫升。大黄的抗菌成分除了蒽醌类外，可能还有其他水溶性成分，因为生大黄煎剂去掉鞣质或游离蒽醌或二者均去掉后仍有抗菌活性，且这些成分的抗菌活性有耐热、耐压的性质。大黄抗菌的作用机制是对细菌核酸、蛋白质合成及糖代谢有明显抑制作用。

大黄对葡萄球菌、溶血性链球菌、白喉棒状杆菌、枯草杆菌、布鲁氏菌、鼠疫杆菌、伤寒沙门菌、副伤寒沙门菌、痢疾杆菌、蕈状杆菌、淋病双球菌均有不同程度的抑制作用，尤其对葡萄球菌、淋病双球菌的抑菌作用较强。

大黄水煎剂、水浸剂、醇浸剂、醚浸剂在试管内对一些常见的致病性真菌如许兰毛癣菌、同心性毛癣菌、堇色毛癣菌、星形诺卡菌、絮状表皮癣菌、石膏样毛癣菌等均有一定程度的抑制作用。

大黄煎剂对流感病毒有较强的抑制作用。

大黄浸出物可抑制和杀灭溶组织内变形原虫，也可杀灭毛滴虫，但对肠毛滴虫及万氏唇形鞭虫的抑制作用较弱。大黄对阴道毛滴虫亦有一定的抑制作用。

3）对胃肠道的作用

动物实验表明：给予生大黄能治疗和预防应激性胃溃疡的出血，表现为出血程度明显减轻，出血灶及出血灶面积明显减少，其作用与西咪替丁相似。大黄治疗和预防溃疡的机制是其有抑制胃酸分泌、降低蛋白酶活性的作用。对灌服纯酒精造成胃黏膜损伤的大鼠预先灌胃给予大黄煎剂的实验表明：大黄对胃黏膜有明显的保护作用。

临床研究证明：生大黄和熟大黄对急性上消化道出血均有良好的止血效果，相同剂量下生大黄的作用更明显，但熟大黄对胃肠道反应小，可大剂量应用。生、熟大黄治疗急性细菌性痢疾与西药组疗效一致，但熟大黄组副作用小，患者康复快。

大黄含苦味质，服用小剂量粉剂（0.6～0.9克）可促进胃液分泌而有健胃助消化作用。

4）解痉作用

大黄素能解除乙酰胆碱所致的离体小鼠肠痉挛，其解痉作用较罂粟碱强4倍多，但对豚鼠气管的解痉作用较弱。

5）对肝脏的作用

动物实验表明：大黄对实验性肝损伤有明显的保护作用。生大黄能使中毒性肝炎的实验家兔死亡数及肝脏显著坏死的动物数减少。大黄对四氯化碳引起的肝损伤有预防和治疗作用。体外实验证明：大黄煎剂对乙肝表面抗原（HBsAg）有明显的抑制作用，除去鞣质后作用减弱或消失，其机制有待进一步探讨。

6）利胆作用

动物实验证明：大黄可促进狗胆汁的分泌，并使胆红素和胆汁酸含量增加。大黄水提取物、醇提取物、大黄煎剂均能使胆汁流量明显增加，其高峰在给药30分钟内。复方大黄（胆道排石汤）有很强的利胆作用，能显著降低输胆总管括约肌的紧张性，使之松弛，且能加强胆囊收缩。

7）对胰腺的作用

有报道认为，大黄及其提取物有显著地促进胰腺分泌的作用，其机制可能与大黄松弛奥迪括约肌张力有关。大黄能防止胰蛋白酶或酒精诱发的急性水肿型或急性出血坏死型胰腺炎的发生发展。大黄有抑制蛋白酶活性的能力，其有效成分有很好的水溶性。在试管内和模拟近似胃肠道环境下，生大黄煎剂对胰蛋白酶、胰脂肪酶和胰淀粉酶的活性有明显的抑制作用，但对胃蛋白酶的活性无影响。

8）抗肿瘤作用

大黄素、大黄酸对小鼠黑色素瘤有较强的抑制作用，50毫克/千克的抑制率分别为76%和73%。大黄素对小鼠乳腺癌，大黄酸对艾氏腹水癌也有抑制作用。其机制主要是抑制癌细胞的氧化和脱氢，大黄酸对癌细胞的酵解也有明显抑制作用。

9）对心血管系统的作用

大黄有较明显的强心作用，能使心脏的收缩幅度增高，心率增快，心肌收缩力明显增强。大黄的强心作用具有浓度依赖性。实验证明：增加细胞外液中钾离子（K^+）浓度可减弱大剂量大黄对离体心脏的毒性作用，提示大黄的强心作用机制可能与抑制细胞膜上的 Na^+-K^+-ATP 酶（Na^+ 为钠离子，ATP 为三磷酸腺苷）有关。大黄素小剂量使离体心脏收缩力加强，大剂量则抑制。

大黄提取液能增加离体血管的收缩力和部分血管的自发节率。大黄浸剂、酊剂及大黄素均有降低血压的作用。

大黄对正常兔血清胆固醇无影响，但对服用胆固醇而血清胆固醇升高的动物则有明显的抑制作用，血清胆固醇和总磷脂比值明显降低。临床观察到生、熟大黄均有明显的减肥作用，其降血脂和减肥成分可能是蒽醌类、儿茶素类化合物，多糖也具有这些作用。

大黄口服、灌肠或外用都能使人和动物的凝血时间缩短，其止血的有效成分可能是大黄酚、大黄素甲醚、儿茶素和没食子酸。它们通过降低毛细血管的通透性、改善脆性、兴奋胃肠道的局部血管、显著增加纤维蛋白原活性使凝血时间与出血时间明显缩短，从而有助于止血。对内出血和外出血都有明显止血作用。实验表明：家兔服大黄醇提取物后血浆比黏度及血细胞比容略有增加，红细胞沉降率无变化，各切速下全血黏度均有增加。小鼠大黄灌胃，耳郭可见微循环及微静脉内血流速度减慢，有颗粒状的红细胞聚集体，尤以微静脉为明显，管径无变化，也未见有渗出及出血性改变。大黄醇提取物给家兔静脉注射，能使其血小板表面活性增大，聚集性增高，血液黏度增加。但对体外血栓形成增长并不很明显。大黄引起动物血流速度减慢等变化对局部止血有利，但这种作用与一般传统活血化瘀药作用相反。

有报道认为，服用大黄可以出现类似输液的血液稀释作用，能使患者的血细胞比容和全血黏度下降，渗透压高者可降至正常。大黄的稀释作用可能是通过它的渗透效应促进组织间液向血管内转移而致。生大黄、酒蒸大黄、酒炖大黄、制大黄粉和精制大黄皆有明显的抑制血小板聚集的作用，其加热、加压的酒制蒸大黄的作用比其他大黄制品强 4 倍。

10）解热降温作用

给正常和感染肺炎双球菌后发热的家兔灌服大黄水煎剂后可见病理性

发热家兔体温（肛温）明显下降，同时可见第三脑室灌流液中前列腺素含量明显降低，提示大黄可能通过影响前列腺素而发挥降温作用。有实验表明：大黄对家兔体温中枢附近脑室灌流液内环核苷酸也有影响，按 5 克 / 千克体重灌胃，可使感染性发热家兔环核苷酸水平降低，提示大黄降温作用的机制之一是通过影响中枢环核苷酸水平而实现的。亦有报道认为大黄对家兔内毒素性发热有明显抑制作用。

11）抗炎作用

多种动物实验表明：大黄对炎症有明显抑制作用，口服大黄煎剂能显著抑制巴豆油致小鼠耳部炎性水肿，大鼠甲醛性、蛋清性足跖肿胀，小鼠和大鼠的棉球肉芽肿增生。大黄煎剂对以渗出和肉芽增生为主的炎症过程均有抑制作用，对抗炎性肿胀的作用优于泻下作用。其抗炎作用不以肾上腺的完整存在为条件，煎剂既不能延长未成年大鼠切除肾上腺后的存活时间，也不能对抗切除一侧肾上腺后致对侧肾上腺代偿性肥大，提示大黄煎剂本身无肾上腺皮质激素样作用。有报道指出，大黄生品煎剂和醚提取物对炎症早期的渗出和水肿、炎症末期的肉芽肿增生有明显抑制作用。与生品相比，酒炒大黄、醋炒大黄消炎作用基本未受影响，酒炖大黄和大黄炭的消炎作用则有所减弱。酒炒大黄、醋炒大黄、酒炖大黄和大黄炭对炎症早期的抗炎作用与生品基本相近，对末期的肉芽肿增生，除酒炖大黄作用不明显外，其他三种炮制品均保持与生品相近的消炎作用。实验提示：大黄醚提取物中可能存在值得重视的免疫抑制物质，但其消炎作用是否与免疫有关尚待研究。亦有报道认为大黄使花生四烯酸代谢途径内环氧化酶通道受阻；同时羟基花生四烯酸生成增加，因此发挥其抗炎作用。

12）对肾脏的影响

大黄水煎剂能使血中尿素氮、肌酐含量及门静脉血中的氨基酸含量明显降低，肝和肾中的尿素量亦分别降低，与血清中尿素氮含量呈平行关系。尿中尿素氮排出量显著增加，肌酐排泄量亦有轻度增加，血中游离氨基酸量明显增加。大黄鞣质也有降尿素氮作用。大黄提取物治疗实验性肾功能衰竭大鼠，可使其体重增加，肾小球滤过率改善，近曲肾小管的氨基酸转送异常得以修复。大黄用于高氮质血症的患者，可使其血中尿素氮降低和肌酐改善，白—球蛋白比例改善，食欲增加，自觉症状好转。动物实验表明：大黄能明显降低慢性肾功能不全大鼠血中的非蛋白氮。其治疗氮质血症的原理是减少肠道对氨基氮（合成尿素的原料）的吸收，并使血中必需氨基酸浓度升高，利用体内氨基酸的分解产物——氨合成蛋白质，使肝、肾组织合成尿素量减少；另一方面，大黄还抑制体内蛋白分解，以减少血中尿素氮和肌酐的含量，并促进尿素和肌酐的排泄。有报道指出，小剂量大黄使正常及半饥饿状态下豚鼠体重增加，毛发润泽，提高血清中蛋白质含量，改变白－球蛋白比例。肾脏病水肿与饥饿水肿相似，提示大黄可作为治疗肾病的药物。

从以上资料研究可以看出，单味大黄的有效成分就比较复杂，致泻的番泻苷与致便秘鞣质同体，用法、用量会完全改变治疗的方向。其抗菌消炎、降温解热、修复溃疡和对肝胆、胰腺、肾、血管的影响可为非常之广泛，加上提取方法的不同，还会产生不同的效应。那么，面对不同的治疗对象，我们传统的使用方法显然是针对性不强的，也不能做到采用不同的提取、制备来提高疗效和控制其副作用以适应临床要求。

以上虽然例举单味大黄的情况，但临床更多的大黄是在复方的情况下使用，使用复方，疗效会进一步提高，其机制会更加复杂，需要控制的方方面面更加难以掌握，搞清楚了这些，中医药会有质的飞跃！

通过以上对大黄的研究资料可以说明这么一个道理：大黄在治疗过程中，所取得的疗效，绝不是以"泄热""祛瘀"这样就概括完了的，泄热（退热）是其表象，符合了中医的传统理论，在还没有现代科技认识的古代医家眼里，能总结出这一点亦是伟大的了。我们可以认为像麻黄的发汗消肿与附子温阳利水和黄芪健脾以消肿等，同样也蕴含着深刻的道理在其中。

截至目前，在探索、研究中药的成分及机制上，大多以单味药为主，比如前面提到的青蒿、紫杉、八角、大黄等，而临床上治疗疾病单纯使用单味药治疗的机会并不多见，如独参汤、三七粉、蜈蚣粉、楤藤子、鹿角粉、朱砂粉、熊胆粉等，而更多见的是以复方的形式出现，通过与疾病病机相适宜的配伍达到热者寒之、寒者热之、实者损之、虚者益之，协调阴阳平衡，纠正机体偏颇，使其恢复常态，阴平阳秘，疾病得以治疗。

但药物一旦成为复方之后，情况将变得更加复杂，药物的增减、药物剂量的变化、药物的炮制导致性能的改变，煎煮的方法、药物参入的先后秩序或剂型的改变等都将影响药物总的化学结构改变，而进入机体后给机体带来的变化也一定是不一样的。

我们的先人也充分地认识到了这一点，所以在发现中药之后，又发展了方剂学，希望能找到更加合理的药物配方以应对疾病的各种变化。

我国幅员广阔，原生药材众多，除已发现的外，还有众多的藏药、苗药和民间草药等正在逐步被认识、开发和利用。对很多的药物认识还很粗浅，还没有用现代知识加以本质的阐明，对于中药复方、药物副作用的研究等都有广泛的研究空间，"宝库"之门等待开启！

4. 与疾病斗争的经验

中医学在几千年的历史长河中，为解决临床所遇到的各种问题，不断地进行自我改造，自我创新，丰富自身理论，积累临床经验，重新认识和发展新药，推动和完善自我体系。

在《伤寒论》中也可以看到很多方子只是药物分量的改变，有的只是药物稍事加减，但其治疗的方向和效果则大为改变。我们试举一例药物的配伍运用，看其细微之端：小承气汤、厚朴三物汤、厚朴大黄汤，三处方均为大黄、厚朴、枳实而成。其中小承气汤的大黄 25 克，枳实、厚朴各 15 克，目的在于泄热通便，适用于热结肠道，处方大黄独重；厚朴三物汤用厚朴 25 克，枳实、大黄各 15 克，治疗在于因气滞腹胀而以消除腹部胀满，故以厚朴为君；厚朴大黄汤用厚朴、大黄各 20 克，枳实 10 克，目的在于宽胸泄饮，用于治疗水饮停于胸胁，咳引作痛的支饮，故以厚朴、大黄二味并列为君药。这些分量的变化契合了临床证型的改变，解决了临床的不同问题，这是医家用药的巧妙之处，亦是治疗疾病的经验总结。

中医学自有文字记载以来，经过了几千年历史沿革，各时代的医家不断地总结与记录临床实践经验，其书难以数计，其中就不乏疗效突出的方法和经验实践记录。如东晋·葛洪《肘后备急方》，是中国第一部临床急救手册，共 8 卷，70 篇。书中收载了多种疾病，主要记述各种急性病或某些慢性病急性发作的治疗方药、针灸、外治等法，并略记个别病的病因、症状等，有很多珍贵的医学资料，书中描写的天花症状以及其中对于天花的危险性、传染性的描述，都是世界上最早的记载，书中还提到了结核病的主要症状，并提出了结核病"死后复传及旁人"的特性，还涉及肠结核、骨关节结核等多种疾病，可以说其论述的完备性并不亚于现代医学。又如唐·孙思邈《千金方》，该书集唐代以前诊治经验之大成，总结了唐代以前医学成就，被誉为中国最早的临床百科全书。宋·许叔微的《普济本事方》，共 10 卷，按证分 25 门，收载 300 余方，包括外、妇、儿、伤、五官、针灸等内容，采方简要，伦理清晰，其中大多为其经验总结。明·李时珍的《本草纲目》，书中就收集医方 11 096 个，其中不乏实践经验的积累。吴谦负责编修的《御纂医宗金鉴》即《医宗金鉴》，全书共 90 卷，分 15 种，是中国综合性中医医书中比较完善而又简要的一种，全书采集了上自春秋战国，下至明清时期历代医书的精华，图、说、方、论俱备，并附有歌诀，便于记诵，尤其切合临床实用，流传极为广泛。近代中医名家医案也非常之多，如"近现代名医验案类编""中国百年百名中医临床家丛书"等，难以一一列举。各家学派都在不同时期把最具时代特色的医疗方法和治疗案例记录于书，在名家医案中可以见到数不尽的奇方与经典案例，把一些急、危、难、少见、反常规的治疗罗列出来，这些案例是历代医家的宝贵临床实践经验，对推动理论更新，解决临床问题有很好的借鉴作用。下面我们试举中医治疗肿瘤的案例，看看中医在这方面的治疗：

中医没有"癌症"这一病名，但从历史中医文献中可以看到其类似病证的描述和认识，如甲骨文上已记载"瘤"的病名，《黄帝内经》中有"昔瘤""肠覃""石瘕""癥瘕""癖结""膈中""下膈"等病证的描述与现代医学中的某些肿瘤的症状相类似，如"噎膈不通，食饮不下"与食管、贲门癌所致梗阻症状相似。

《灵枢·九针》云："四时八风之客于经络之中，为瘤病者也。"认为外邪侵袭，可致肿瘤发生。

秦越人所著《难经》更详细论述了某些内脏肿瘤的临床表现和成因机制，如《难经·五十五难》对积聚病的病位、病性和具体症状均有记述，对良、恶性肿瘤的鉴别与预后提出了："积者，阴气也……故阴沉而伏……五脏所生……其始发有常处，其痛不离其部，上下有所始终，左右有所穷处。聚者，阳气也，其始发无根本……其痛无常处。"

张仲景著《伤寒杂病论》对"胃反""积聚"及"妇科肿瘤"等病因病机、治疗法则、处方用药有较为详细的阐述，还较明确地指出了某些肿瘤的鉴别与预后，书中的许多方剂如鳖甲煎丸、大黄䗪虫丸等至今为临床治疗肿瘤所常用。

汉代著名医家华佗在《中藏经》中指出："夫痈疽疮肿之所作也，皆五脏六腑，蓄毒不流则生矣，非独因荣卫壅塞而发者也。"认为肿瘤的起因由脏腑"蓄毒"而生。华佗治疗噎膈反胃方中有丹砂腐蚀药物，对体表、黏膜的肿瘤有确切的治疗效果。秦汉时期已有外科治疗方法，也用于治疗肿瘤疾病，如《后汉书·华佗传》就有关于外科手术割治胃肠肿瘤类疾病的记载，开创了人类手术治疗内脏肿瘤的先河。

魏晋至隋唐时期，中医对某些肿瘤如甲状腺肿瘤、乳腺肿瘤及其他内脏肿瘤的病因病机及诊断有了进一步的认识，治疗方法上也呈现多样化，这一时期中医对肿瘤的理论认识逐渐趋于成熟。

晋·皇甫谧所著《针灸甲乙经》载有大量使用针灸方法治疗肿瘤疾病（如噎膈、反胃等）的内容；东晋·葛洪《肘后备急方》是一部当时医生的急诊手册，书中对肿瘤的发生、发展、恶化过程有全面的认识，认为"凡症见之起，多以渐生，如有卒觉便牢大，自难治也。腹中癥有结节，便害饮食，转羸瘦"。书中使用海藻治疗瘿病，一直为今人所沿用于治疗甲状腺肿瘤。

隋·巢元方《诸病源候论》载有"癥瘕""积聚""食噎""反胃""瘿瘤"等病证，其中部分就为现代之肿瘤。

唐·孙思邈《千金方》对"瘤"进行分类，出现了"瘿瘤""骨瘤""脂瘤""石瘤""肉瘤""脓瘤"和"血瘤"等分类。

宋·东轩居士《卫济宝书》中第一次提及"癌"字并论述"癌"的证治，把"癌"列为痈疽"五发"之一，提到用麝香膏外贴治疗"癌发"。《仁斋直指附遗方论》对癌的症状、病性描述更为详细，认为癌症是"毒根深藏"造成的，为后世苦寒解毒法治疗癌症提供了理论依据。还提出了癌有穿孔透甲和易于浸润、转移的性质。《圣济总录》论述了体内气血的流结或某些不正常物质可能产生肿瘤疾病，并载有类似肝肿瘤的肝著、肝壅、肝胀等病的证治。宋·严用和《严氏济生方》记载有割治手术与药物结合治疗肿瘤的病例。宋·窦汉卿《疮疡经验全书》对乳岩进行了细致的观察，描述其早期可治、晚期难治的特点。

元·朱丹溪《丹溪心法》中对"乳岩""噎膈""积聚痞块"的形成、演变、预后和治疗等进行了较为细致的描述。

明·陈实功《外科正宗》记载了多种肿瘤的临床表现，其中颈部恶性肿瘤的记载是现今已知最早的文献，还创立和荣散坚丸、阿魏化坚膏治疗，能较好地缓解症状，延长生存时间，因此他称其为"缓命剂"。对"乳癌"症状有细致的描述，书中提及"坚硬、木痛、近乳头垒垒遍生疮瘰"等特征，对"乳癌"的描述和预后判断，全面具体，切合实际。

明·王肯堂在《证治准绳》中记载了"乳癌""噎膈"等的病因病机及预后。

明·李时珍的《本草纲目》中记载了丰富的抗肿瘤药物，如贝母、黄药子、海带、夏枯草、半夏、南星、三棱、莪术等百余种。

清·王洪绪《外科证治全生集》详细记载了内服、外敷药物以治疗"乳癌""恶核""石疽"等。清·高秉均在其《疡科心得集》中描述了"肾岩翻花"发病过程，还把"舌疮""失荣""乳岩""肾岩"列为四大绝症，已充分了解了恶性肿瘤预后不良。清·唐容川在其所著的《血证论》《中西汇通医书五种》书中所论"痞滞"证类似胃癌、肝癌、胰腺癌等，他认为"痞满""积聚""癥瘕"等肿瘤疾病与气血瘀滞脏腑经络有关，提倡活血化瘀治法。

近代医学家张锡纯著《医学衷中参西录》在"治膈食方"中提出用参赭培元汤治疗膈证，阐释了食管癌与胃底贲门癌的病因病机与治则，强调补中逐瘀法则。

在现代中医学实践中，我们可以看到很多治疗癌症的有效案例，而且很多被现代医学证实有效，足以说明中医在治疗这类疾病中的作用，现引用两则湖南名中医刘炳凡先生治疗癌症的案例说明之。

案例一：鼻咽癌（鼻咽鳞癌三期）

杨某，女，41岁。

患者1981年在某省医院经切片诊断为"鼻咽鳞癌三期"。经放疗两个疗程，因体力不支而出院。出院后因连续感冒受凉，病情复发，鼻干涩疼痛，头痛剧烈，头皮肿起，手不可近，经当地中西医结合治疗无法止痛，患者自找《名老中医之路·五字经》，用三藤汤治疗顽固性疼痛，按法用之，服药三剂，疼痛即止，然后来长沙求治。就诊时，头痛已缓解，但头皮仍肿，压之则痛，面部水肿，食欲减退，口干喜冷饮，大便秘结，二三日1次，烦躁、失眠。舌淡红，苔薄黄，脉弦细。

辨证：肝肾不足，髓海空虚，瘀血阻络，致结毒不化。

治法：养阴清热解毒，通络止痛。

处方：三藤汤加减。

太子参15克，沙参10克，制何首乌20克，丹参10克，常春藤15克，鸡矢藤15克，鸡血藤10克，夜交藤15克，土贝母10克，天葵子10克，忍冬藤15克，甘草5克。

二诊：服上方四十剂，头痛止，精神好转，水肿已消，但大便有时干燥，口干喜冷饮，舌脉同前，仍以上方加女贞子15克，墨旱莲12克，黄精15克，天花粉15克，草决明15克，白芍15克。

三诊：患者服上方一百余剂，大便润通，精神、食欲如常，口已不干，未服任何西药，情况良好。1983年1月经某省肿瘤医院复查示"鼻咽部后壁和上壁稍增厚，两边骨质无破坏现象，未发现异常"。为巩固疗效，仍以六味地黄汤滋养肝肾而收功。

1年后患者来信反映，病情稳定，未复发。

案例二：唇癌

杨某，男，65岁。

患下唇肿核，初起如胡椒大。6个月渐如橘核大，质坚硬，发展迅速，在某医院行活检示"鳞癌"。手术后两个月复发，因血细胞在3.5×10^9/L以下，不能进行化疗。1978年6月就诊时，唇肿如覆杯，原切口处翻花如剥开之石榴状，溃烂流水，诉进食困难，疼痛引右侧头面部，右颌下淋巴结肿大如豌豆大，口干，大便结，小便黄短。舌质红，苔薄黄，脉弦细数。

辨证：阴伤热炽，毒滞血瘀。

治法：阴清热解毒，活血通络化瘀。

处方：太子参15克，沙参10克，何首乌15克，生地黄15克，黄精

15 克，牡丹皮 10 克，白芍 12 克，女贞子 15 克，旱莲草 10 克，蒲黄 10 克，天葵子 10 克，土茯苓 12 克，甘草 5 克，蛇蜕（炒）5 克，皂角刺炭 3 克。煎服，每日服一剂。外用：蛞蝓（鼻涕虫）、鼠妇（地虱婆）烘干加冰片少量，研极细，撒布癌灶溃烂处，撒上药后觉疼痛加剧，患者坚持每日涂药 4 次，痛缓解，进食不感困难，大便通畅，尿转淡黄，坚持上方继续内服外涂。

二诊：癌灶已全部平复，收口生肌，颌下肿大淋巴结也相继消失，口不渴，二便如常。舌质淡红，苔薄白，脉弦小而缓。改用六君子汤加沙参、石斛，调理脾胃善后。三个月后复查，疗效巩固。

以上只是举例刘老先生所治案例两例，其书记载所治疗癌瘤涉及很多种类：喉癌、颅咽管瘤、脑垂体瘤、鞍区肿瘤、转移性脑瘤、喉血管瘤、腮腺混合瘤、软腭癌、扁桃体未分化细胞癌、舌根肿瘤、鼻咽鳞状上皮癌、鼻咽未分化癌、鼻咽纤维瘤、上颌窦圆柱瘤、甲状腺异位腺瘤、腮腺癌、甲状腺瘤、肺癌、食管癌、乳腺癌等。

在其他的一些医案中也可以见到类似很多治愈癌肿的案例，而且其疗效都是得到了现代医学之实验室证明，作者都是运用中医之理论为指导，或解毒或化癥或扶正或通络等，有的是使患者癌灶得以清除，有的是患者长时间的带瘤生存，比起单纯的西医治疗，其有着更高的生活质量。

妇女不育不孕症的治疗，中医也有很多的办法，也许与中国古代重视人口增长的原因，中医在不断的实践中积累了丰富的经验，治疗效果显著，成功率高。近代名中医王云铭先生运用分阶段治疗的方法，通过益气养血、活血化瘀、清热解毒、消癥理宫、疏理肝气、燥湿祛痰、健脾和胃、调理阴阳等方法治疗不孕证，治疗病例达 18 530 例，有效率 85%。在系统观察 157 例病例中，妊娠并正常分娩 132 例，妊娠三至五月流产 2 例，就诊 2~3 次中断无法追访者 23 例，成功妊娠率为 85.35%。所有病例均为随机，未做人为筛选，其效果堪称显著。这些临床疗效都是实践经验的积累，也是中医获得人们认可的基础。

又如中医用"三伏贴"预防哮喘（包括喘证）的发作是被公认为有效方法。《张氏医通》"白芥子敷法"：延胡索、北细辛、白芥子、甘遂各 15 克，研末分成 3 份，每次取 1 份加面粉，用水加生姜汁 1 小樽和面做成饼于初伏、中伏、末伏正午时贴于大椎、肺俞、膏肓穴，临贴加麝香或白芷 2 克撒在药中央。方法简便而有效，坚持治疗，对减轻乃至停止哮喘发作，增强患者体质有明显作用。

以上这些案例在原有中医理论的基础上可以说得通，但其实质性原理是什么很多现在还没有答案。很多中医治疗可以有很好的疗效却没有好的结论，不能抓住适应证和排除禁忌证，故而不能被现代医学体系所接受。道理与青蒿素治疗疟疾情况是一样的。我见过一些干骨骨折的患者（肱骨、尺桡骨、股骨、胫腓骨），经过中医手法复位后，小夹板固定，加上后期调养，结果患肢功能都恢复良好。现代手术治疗虽然骨折对位不错，但有创面大、皮肤瘢痕、肌肉与血管损伤、影响小儿骨骺发育、内固定器材损伤、后期置入器取出的再损伤、切开后感染、费用高等问题。

由于现在生活水平的提高，人们寿年增加，糖尿病、高血压、高脂血症可云普遍，由此而带来的血管损伤更为常见，冠心病、脑梗死、脑出血、眼底与肾血管损伤的出现只是时间的问题，而除了合理膳食，预防原发疾病外，西药阿司匹林是最常见使用的药物，除此之外，预防用药并不多见。冠状动脉、脑动脉狭窄了可以放支架，还可以进行血管置换，对于严重、急性患者，挽救生命作用非凡。但动脉的损伤、堵塞应该不只是在那些大的血管吧？那些小的血管堵塞依靠阿司匹林能不能解决？对阿司匹林不耐受的怎么办？我想中药活血化瘀、益气行气应该有好的作为，治疗的关键是在血管阻塞严重程度不高的时候就开始使用，而且长期坚持方能显现疗效。

5.单方、验方

在长期的实践中，医生会有意无意的形成一些对付疾病的方法，形成一些固定的思维，这其中包括固定药物、药物的分量和比例、使用方法、加减、注意事项等，这些相对固定的处方就是验方。单方的形成很多源自民间，是人们在生活实践中的一些总结，往往针对单一病种，疗效确切，很多没有理论支持，口口相传。比如蟑螂捣烂与白酒相混外敷治疗疔疮、毒肿（现在的成药康复新液就是蟑螂的提取液，对创伤的修复、溃疡、压疮等疗效确切），山螺壳捣细内服治疗消化性溃疡，白鸡冠花治疗带下病，鲜鱼腥草捣烂外敷治疗带状疱疹等。流传于民间的单方、验方浩如烟海，代有传承，在很多古典医籍中都有记载，其中最为突出的是清·赵学敏的《串雅全书》，该书包括《串雅内编·四卷》《串雅外编·四卷》《串雅补·五卷》，合称《串雅全书》，该书整理了走方医经验，搜集了大量的民间秘方、验方、单方等，突出了廉、验、便三大特点。《本草纲目》中所记载的验方很多也是源于民间，这些单方、验方源于实践，是临床最好的预试，如果能加以系统地总结，就有可能找到和开发出新的药物和方法。

史沛棠先生使用民间药物治疗一胃癌患者有效。案例如下：

章某，男，73岁。

患者因为胃痛逐渐不进饮食，数月后痛势增剧，频发呕吐，大便不通，形体消瘦，颈部左右各有肿大结核，按之坚硬不移。舌苔糙白带腻，脉沉涩。西医诊断为胃癌，考虑年龄未做手术。

辨证：中阳衰败，浊阴凝结，而成膈证。

处方：射血丹9克（分吞），旋覆花6克，代赭石15克，刀豆子9克，吴茱萸8分，炒川连4分，蜈蚣2条，白毛藤30克，姜半夏9克，全瓜蒌12克，薤白9克，肉苁蓉9克，针包草15克，蜣螂9克，云南白药3克（吞）。四剂。

二诊：胃痛已减，呕吐亦止，已能进食，大便能下。

处方：旋覆花9克（包），代赭石15克，姜半夏9克，针包草15克，炒当归9克，薤白9克，桃仁9克，陈皮6克，黄附子6克，蜈蚣2条，蜣螂9克，白毛藤30克，吴茱萸8分，射血丹9克（吞），失笑散9克（包）。四剂。

三诊：呕吐全止，每餐已能进食一大碗稀饭，大便排出黑垢甚多，中脘顿舒。上方加党参12克，炙黄芪12克，去蜈蚣、薤白、失笑散、吴茱萸，连服十剂。症势平稳，呕痛均除。之后随症加减连服一月，后又间日1剂，连服三月。

后经检查，胃癌病灶缩小，年余后再复查，病灶完全消失，停药期间，每日服紫河车粉4.5克，身体健旺至78岁，每日可做轻微体力劳动。

本例中所用刀豆子经研究对 Lewis 和 S180 实体具有明显抑制作用，左旋刀豆氨酸可影响人胰腺癌细胞株 MIAPaCa-2 的生长。刀豆球蛋白与环磷酰胺交替使用对小鼠 S180 肉瘤有明显抑制作用。白毛藤《中华本草》记载，其味苦，微寒，入肝、胆经，具有清热解毒、祛风利湿、抗癌等作用，用于治疗感冒发热、黄疸型肝炎、胆囊炎、胆结石、肾炎水肿、宫颈糜烂、癌症等疾病。蜣螂外用可以治疗痔疮、疔疮、恶疮及沙虱、恶疸、疬风、附骨疽及小儿重舌、鼻中息肉、大肠脱肛、肠漏等疾病。《本草纲目》《本草汇言》《本草经疏》《冯氏锦囊秘录》等都记载其有化腐治漏之效。

这些药物在民间被广泛应用的例子有很多，也有不同的临床疗效，有的已被现代研究证明了其疗效与原理，但更多单方、验方还需要用现代医学印证和阐述其机制。

6. 针灸

针灸作为中医学最重要的组成部分，从砭石发展而来，已经形成完整的理论体系并指导临床实践，是最具中国医学特色的医学体系。中医学理论形成最权威的著作《黄帝内经·灵枢》的第一篇就是"九针十二原第一"，谈针的问题，以后还多篇论述关于经脉、经络气血和针刺的方法，可见古人对针灸的重视。

几千年来，针灸医学不仅对我国人民的保健事业起过重大的作用，而且很早就流传到国外，约在公元 6 世纪，针灸医学传入朝鲜，其以《针灸甲乙经》等书为教材。公元 562 年，我国吴人知聪携带《明堂图》《针灸甲乙经》到日本。公元 701 年，日本在医学教育中开始设置针灸科，深受日本人士的欢迎。公元 17 世纪末叶，针灸又传到了欧洲。有些国家除设有针灸专科外，还成立了研究针灸医学的专门机构，并多次召开国际针灸学术会议。我国一些省、市设立了国际针灸培训基地，为世界各国培训了大批针灸医生。目前全世界已有 120 多个国家和地区开展了针灸医疗、科研和教育。世界卫生组织还向世界各国推荐针灸治疗 43 种疾病。1987 年 11 月经世界卫生组织的支持在北京召开了第一届世界针灸学术大会。我国独特的针灸医学已成为世界医学的重要组成部分，并产生了积极的、广泛的影响。

针灸的临床工作有较大的进展，治疗病种不断扩大。临床实践表明，针灸对内、外、妇、儿等科 300 多种病证的治疗有不同程度的效果，对其中 100 种左右的病证有较好或很好的疗效。针灸治疗心脑血管疾病、胆道结石、细菌性痢疾等，不但用科学的方法肯定了其疗效，而且用现代生理学、生化学、微生物学、免疫学等阐明其作用原理，积累了大量的资料。20 世纪 60 年代，我国医学界采用针刺麻醉成功地进行了多种外科手术，为麻醉方法增加了新内容，引起了世界各国学者的重视，推动了针灸医学的发展。

近年通过多学科的大协作，深入研究了针灸治病原理。证明针灸对机体各系统功能有调整作用，能增强机体的抗病能力。针灸止痛原理的研究已深入到神经细胞、电生理学和神经递质（如脑腓肽）等分子生物化学水平。

在近代，江苏名医承淡安先生是继承和发扬中医针灸学的代表人物，其在日本考察期间，把中国针灸介绍到日本，得到日本同道的广泛赞誉，其针灸涉及伤寒、温病、杂症、内、妇、五官、肛肠、运动、神经、小儿各个方面，针、灸并用，在治疗一些内科难症，如癫痫、急惊、中风瘫痪、痰饮、痹证、脑炎后遗症等方面屡建奇功。

针灸名家王乐亭先生根据《类经图翼》："曲池……主治瘰疬、喉痹、不能言……"针刺臂臑主治"臂痛无力，寒热瘰疬，颈项拘急。"的论述，使用六寸金针由曲池透臂臑，辅助火针、艾炷灸治疗淋巴结核，取得了显著的效果，在系统的观察治疗中，用这一方法治疗颈部、腋下、胸骨上凹、腹股沟、肠系膜淋巴结核的 200 例，治愈好转率达 96.5%，同时金针在治疗中风、急惊风，内科、妇产科、外科疾病方面也有突出效果。

我对针灸认识不深，但从医则是从了解针灸开始的。曾有一段时间非常崇尚针灸，受家兄的影响，我学会了一点皮毛，那时还不懂经络，对解剖也是粗晓，至于"井、荥、输、经、合"更不知所云，在"知青"上山下乡的非常年代，农村缺医少药，我利用所掌握的一些肤浅针灸知识，按图索骥找到穴位，依照穴位功效，给农民治疗感冒头痛、胃痛、关节炎、腹痛等一些常见疾病，大多还收效迅捷，又不花钱，深受农民的喜欢。当然也遇到一些治疗效果不好的疾病，比如小儿麻痹后遗症、慢支炎等疾病。

针灸学中的经络分布与流注、穴位的确立依据等从来都笼罩着神秘的面纱，难以被认识和被现代医学技术直观地揭示，但遵循其理论能得到很好的甚至是立竿见影的临床疗效，不得不令人信服，对一些结缔组织疾病、神经系统疾病、痉挛性疼痛等都有很好的作用，可以和中药和中医其他疗法相得益彰，互为补充。

7. 独特的诊法

中医的诊法很多，比如耳诊、手诊、脚诊等，但真正意义上被大多医者认可并有系统而普遍意义的要算舌诊和脉诊了。虽然现代医学也有时数数脉搏，要是脉搏短绌有临床意义；看看舌苔，是否有脱水现象，要是杨梅舌或典型的真菌斑出现有辅助诊断意义。但与中医学利用脉象、舌苔的变化判断疾病的性质、病位、正邪之盛衰、疾病之演变、病情之预后等方面相较则相去甚远。舌诊、脉诊对于中医医者判断病候、指导临床用药有着特殊的作用，其地位非同一般。

对于脉象的认识，司马迁在《史记》中就记载了医家诊脉治病的内容，而 1973 年在湖南长沙马王堆汉（西汉）墓中出土的简帛医书中已有"脉法"的内容。张仲景《伤寒论》就利用脉象说明病机，解释诊断。在晋代我国第一部脉学专著《脉经》，其中的诊脉方法和理论就已相当完备。历史上的三部九候诊法（人迎、寸口、趺阳三部，每部三候）现在演变为主诊寸口法。脉象的定型经历过历代的不断演变，到现代比较统一的认识是 28 种，比较容易理解和掌握（不包括一些特殊脉象，比如雀啄、屋漏、鱼翔等怪脉）。

现代医学把脉搏的形成与血管的弹性、心脏功能、每搏输出量、血容量相关因素考虑其中。

中医学则把脉象和脏腑盛衰相结合，与气血、津液相互关联，并用以解释病邪的变化，中、西之间在这方面有着较大的区别。望、闻、问、切四诊合参是中医诊病的基础，临床上有时还会出现根据具体情况或取或舍的情况。举个例子，一个心衰、心悸的患者，有可能是心阳虚，也有可能是心阴虚，也有可能是气阴两虚。心阳虚自然该用温心阳之药，心阴虚则养心阴为正法，药物多为偏凉之品，两者完全相反，判断的重要一点就是看其脉，要是迟沉而弱则阳虚无疑，要是细数加上舌红，则心阴虚可能，如果这时用温阳之附子、干姜、桂枝则为不恰当之选。一些学西医的医生往往不能掌握"参附注射液""参麦注射液"之间的用法区别就在于此。再举例，一个中风患者如果为中脏腑，有神志异常、昏迷、不能言语，那么就需要判断其是闭证或者是脱证，这对选择用药特别重要，尽管可以观察其手足、二便、气息的变化，但脉象往往很有参考价值，肝阳夹风痰闭窍者，脉弦数有力，脱证者脉细弱或散乱，前者宜芳香开窍为先，后者益气（或扶阳）为急，如判断失误，则危候立现！曾接收一老年女性，发病五日，昏迷无意识，在当地诊断为脑梗死，经西医治疗病情无改善，转我院内科治疗，入院时，患者无意识，呼之不应，右侧偏瘫，肌力0级，目合，面色不华，消瘦，气息微弱，口禁不开，带尿管，喉间无痰鸣，寸口脉微难取。考虑为中风（脱证），元气虚脱，阴阳有离决之势，复夹痰瘀为患。处方：西洋参30克，地黄30克，黄芪50克，丹参20克，续断30克，川牛膝27克，石菖蒲18克，枸杞30克，山茱萸30克，甘草3克。二剂，每日一剂，从鼻饲管分次打入。另外西医输液对症治疗。二剂后患者神志稍醒，可见眼睛偶尔睁开。正气见复，处方：西洋参30克，熟地黄30克，山茱萸20克，白芍30克，丹参30克，续断30克，川牛膝20克，黄芪40克，桃仁12克，菖蒲18克，天竺黄12克。三剂，每日一剂。之后患者神志日见清醒，面色转佳，气息平稳，脉渐有力，生命体诊正常，以后转康复科治疗。该患者昏迷不识人，语言障碍，判断其为"闭""脱"之要点在于其脉微欲绝。

脉诊虽居四诊之末，但在特定情况下，脉诊取决定性作用。现摘录魏老的一则医案以见一斑：

金某，男，20岁，1984年诊。

患者1983年起反复间断大便次数增多，日七八次不等，便溏，腹坠，有时便后滴血，伴牙痛，口疮，食欲减退，眠易醒。经中、西治疗无效。乙状结肠镜诊断为慢性痢疾，服用黄连素、呋喃唑酮，中药白头翁、双花、蒲公英、败酱草等，病不见好转。1984年10月住北京某医院，以求根治痢疾。治疗后大便次数减少，但仍不成形，有黏液，腹痛下坠。11月转诊另一医院治疗，经纤维结肠镜检查，病理检查结果为溃疡性结肠炎。用药保留灌肠月余，仍然无大效。中药以香连丸、马齿苋、肉豆蔻、黄芩炭、芥菜炭等清热凉血止血之品治疗无效。后改为扶正祛邪之法：党参、炒白术、肉豆蔻、五味子、吴茱萸、川连粉（冲服）、马齿苋、石榴皮、秦皮、木香、茯苓、黄芩。服药五十余剂，病情仍不见起色，再更医改方为：赤石脂、禹余粮、黄芩炭、龙骨、牡蛎、白术炭、党参、干姜、川连、甘草，另用赤石脂研末吞服，仍然不奏效。每日晨6时左右感腹胀下坠，先排出少许脓血，继之大便，午后则腹胀下坠便脓血，由于精血耗伤日甚，体重已减为 70 余斤（1 斤 = 500 克）。

1985 年 5 月，魏老会诊治疗，诊断为肝木侮土，用痛泻要方加味治疗：

白芍 20 克，白术 15 克，陈皮 6 克，防风 10 克，升麻 3 克，乌贼骨粉 10 克（包煎），三七粉 9 克（分二次冲服）。

药后大便次数及脓血开始时均增加，然后逐渐减少，腹痛减轻，大便化验仍有红细胞及白细胞，后于上方中伍用锡类散装胶囊中口服，每次 1 瓶，每日两次。

1 月后诸症大减，大便成形，次数减少，脓血已无，化验正常，2 个月后，每日大便一两次，腹胀下坠均除，化验持续正常。唯脉似有弦象，故仍使用条达肝木，理脾扶土调理。锡类散共用 114 瓶，1985 年 11 月停药，诸症悉蠲，验便无异常，舌色如常，脉弦逐缓，食欲大增，体力亦复。

魏老初接此病，即以脉弦为主线，认定此证虽然在大肠但病原在脏，显系厥阴肝象，气血先伤，又肝及脾。故用痛泻要方健中助脾，以缓肝逆。《医方集解》痛泻要方中原有"久泻加升麻"一语，魏老配合用防风、陈皮举陷舒脾胜湿。以后症状改善，但因其脉"弦"未除，故仍以疏肝调脾不止，直至"脉弦逐缓"，方以为痊愈而终止治疗。

从本案例可以看出，在特定的情况下，脉象对中医诊断与治疗的重要意义。古代，由于无其他更多的诊断手段，脉象的发明在帮助医者了解病情、确定诊疗方案方面起到了一定的作用，在特殊情况下还有着决定性的效果，因此到目前，其仍不失为一诊疗工具。

舌诊，是中医的独特诊断方法，与现代医学对舌的认识有极大的区别，虽然西医有时也看舌的变化（都不作为常规诊法），但都局限在舌的局部变化，如是否有溃疡、脱水、损伤、霉菌斑、局部肿瘤等。对全身疾病有点提示意义的如杨梅舌可以提示是川崎病、猩红热、伤寒性心肌炎、副伤寒、沙门氏菌属的食物中毒、轮状病毒感染、诺瓦克病毒性肠炎等，但这种情况并不多见，仅作为一种辅助手段，并不像中医对舌诊的认识那么重要，对临床的指导那么直接。

从现有资料可以知道，舌诊的起源是与中医学同步的，最早可见于《黄旁内经》《难经》，《素问·.脉要精微论》："心脉坚而长……当病舌卷不能言语。"《素问·热论》："伤寒一日，巨阳受之……五日少阴受之，少阴脉贯肾络于肺，系舌本，故口燥舌干而渴……十一日少阴病衰，渴止不满，舌干已而嚏……大气皆去，病日已矣。"《难经·二十四难》："足厥阴气绝，即筋缩，引卵与舌卷……故舌卷卵缩，此筋先死。"《黄帝内经》对舌的描述是舌诊的萌芽状态。

张仲景对舌诊有了进一步的认识，论述相对较多，《伤寒论》130条"藏结无阳证……舌上苔滑者，不可攻也"。137条"太阳病，重发汗而复下之，不大便五六日，舌上燥而渴，日晡所小有潮热，从心下至少腹硬满而痛不可近者，大陷胸汤主之"。《金匮要略·消渴小便不利淋病脉证并治第十三》"渴欲饮水，口干舌燥者，白虎加人参汤主之"。经文指出：滑苔主阴证，舌燥主热，苔黄主里热实证，舌青主瘀血。张仲景首先把舌和苔进行区分并用于临床实际中，为后世舌诊学的发展做出了重要的贡献。但要指出的是那时舌诊只是开始，尚不系统，临床辨证把脉诊作为更为主要的诊法手段。

以后，晋·王叔和《脉经》、隋唐·巢元方《诸病源候论》、唐·孙思邈《千金方》、北宋·朱肱《活人书》、宋·钱乙《小儿药证直诀》、宋·郭雍《伤寒补亡论》等著名方书中则有更多的舌诊用于临床诊法中。

到了元代出现了第一部舌诊专著《敖氏伤寒金镜录》（原书已失，现传世之书为杜清碧修改本。杜清碧在原书十二舌基础上增加了二十四图）。

一直到明清之后，温病学的兴起大大地促进了医者对舌诊的研究，其重视和研究的程度远超过了脉学，《观舌心法》《伤寒舌鉴》《舌苔统志》《温疫论》《察舌辨证新法》等论著层出不穷。

曹炳章之《辨舌指南》绘彩图123幅，墨图6幅，集古今中外舌诊之大成，并以现代医学之解剖、组织、生理学观点阐述中医舌诊的原理。

北京中医学院编辑的《中医舌诊》采用传统的中医方法总结研究。陈泽林、陈梅芳的《舌诊研究》则运用现代仪器对舌质、舌苔进行研究，应用西医学解剖、生理、生物化学知识阐述各类舌象的形成机制及辨证意义。

舌诊是传统中医临床重要的诊断项目，其意义完全不同于西医的认识，它既是人体的一个组成部分，更是观察人体全身情况的一个窗口。若是舌尖红赤则为心经有热；苔薄白为病在卫表，治不用里药；舌见瘀斑提示瘀证，结合其他表现可知瘀之所在；苔腻为有湿；干燥为津伤；舌颤为风动；芒刺里热盛；舌体瘦小多阴虚；舌胖嫩为阳虚水泛等。在临床工作中无不有重要的提示意义。经过合理的治疗之后，患者全身症状得到改善，舌象也随之恢复常态，非常敏感。舌诊较脉象更加直观，更容易掌握，所以在明清以后，特别是温病学兴起后发展迅速。

在近代的舌诊研究里，虽然我们看到了一些先哲运用现代手段研究舌象，试图揭示舌象与疾病变化的内涵，找出它们之间的有机联系，但个人认为还远远不够。舌象的变化只是疾病在舌的一个表现，而它是通过什么途径、什么生化反应或电生物反应造成这个变化的？通过药物治疗后，药物又是作用于机体什么环节？改变了什么而使舌象发生了逆转？我相信，中医和西医一样也需要从更基础的地方研究，才可能得出科学的解释，如果我们还是按照传统的方式看待舌诊，我们就只能在这个层面认识它，自诩"宏观"的认识而已，要认识其本质尚相去远矣。

八、谈谈习惯性便秘的治疗

习惯性便秘，是指每周排便少于3次或大便干结难解的功能性便秘（发热引起的便秘如阳明腑实证，或肠道梗阻、肠道狭窄、占位等原因造成的便秘不在讨论范畴）。各年龄段均可见到，但以老年发病较多。西医认为习惯性便秘常见于原发性肠蠕动功能异常或为大便蠕动输送延缓所致。近年有研究认为肠道的菌群失衡，益生菌群减少是造成老年便秘的因素之一。

中医学认识本病较早，从文献看《黄帝内经》中即有记载，称"大便不利"。汉·张仲景《金匮要略·五脏风寒积聚病脉证并治第十一》："趺阳脉浮而涩，浮者胃气强，涩则小便数，浮涩相搏，大便则坚，其脾为约，麻子仁丸主之。"这处方一直被沿用于治疗胃热盛，脾阴虚。

刘河间将便秘的原因分为虚实两端，作为辨证的统领，区分便秘的不同情况。后世进而将虚证便秘分为阴虚便秘、阳虚便秘、气虚便秘、血虚便秘。实证便秘分为热证便秘、寒证便秘、气滞便秘等。其治疗方法以内服药物为主，也有外用纳肛导便之法。

中医在分析便秘发生的原因时一般还是按照传统的三因学说，责之于外感热、寒邪；或饮食辛辣、生冷、嗜酒、伤食；或情志不遂，气机郁滞；或体质虚弱等。以上原因可以导致肠道传导失常，糟粕排除受阻。

现代研究习惯性便秘发生的原因就更加系统、详尽，可以是：

（1）肠道容量不足。如食物过于精细，食量过少，食用含膳食纤维的蔬菜、水果、粮食过少等，可以造成肠道容量不足，难以对肠壁的压力感受器形成有效的刺激，导致肠蠕动减弱，食糜在肠道停留时间过长，水分被大量反复吸收，最终导致大便干结。

（2）不良的排便习惯。年轻患者的便秘较多是由于长期不好的排便习惯造成的，如有便意时不及时排便，抑制便意；习惯排便时看书、玩手机，注意力分散不积极排便；未养成定时排便习惯，使肠蠕动节律紊乱；依赖泻药排便或滥用泻药，使肠道排出敏感性降低。

（3）老年体衰排便无力。老年人由于肠道功能不足以及肠道益生菌群减少等原因易导致平滑肌收缩无力，肠蠕动缓慢，导致排便困难。

（4）油脂缺乏，饮水不足等。关于便秘的治疗。从上述分析可以知道，造成便秘的原因很多，因而其治疗的方法也就多种多样，不可能一药而就，综合方法是解决便秘的主要手段：

1.改善饮食结构

（1）有意识地增加膳食纤维食物摄入，使肠道容量增加。有研究认为，每人每日应该摄入膳食纤维的量在25克以上，但现在的人一般都低于这个数。常见的含高膳食纤维的食物有黄米、高粱米、荞麦、莜麦面、魔芋粉、黄豆、青豆、绿豆、花豆、蚕豆、豇豆、黑米、玉米、大麦、芹菜、豆角、西葫芦、南瓜、青尖椒、秋葵、彩椒、甘蓝、萝卜缨、裙带菜、豌豆苗、茄子、荠菜、紫背天葵、笋干、鱼腥草、各种菇类、苹果、梨、红果干、榴梿、山竹、香蕉、葡萄干、荔枝、番石榴、桂圆、杧果、人参果、柿子、桑葚、无花果、猕猴桃、金橘、杏干、西梅、火龙果、椰子、可可粉、茶、核桃、榛子、花生、西瓜子、黑芝麻、松子、南瓜子、巧克力等。

（2）饮水。只要病情准许，鼓励饮水，每日至少饮水1500毫升，应在每日晨起或饭前饮一杯温开水。

（3）适量摄入植物油，如芝麻油、蜂蜜、蜂王浆等，可以增加肠道的润滑性。

2.养成良好的排便习惯

良好的排便习惯是治疗习惯性便秘的重要环节，其中定时排便尤为重要，因每个人的工作、起居不一样，所以可以按照个人的习惯确定排便时间，一旦确定或养成后，一般不要轻易改变，只有这样才可以给大脑形成固定的排便兴奋节律，每日1次，成为定式。有人要问，之前没有便意怎么解便呢？要是之前还未养成习惯的时候，若没有便意，上厕前可以先做5～10分钟的深呼吸，同时顺时针方向揉摸腹部，也可以用双手上下震动腹部，增加腹内压，促使肠蠕动，当食糜被推到降结肠后，应该会产生便意。

3.适当增加活动

根据各自身体状况，适当进行体育锻炼，如步行、室内或室外慢跑等，最好每日坚持半小时以上，可分次进行。

4.药物治疗

药物是最直接的治疗手段，但不是唯一的，不可以依赖药物来治疗便秘，任何一种药物都不可能是一劳永逸的。中医治疗便秘分型用药效果更佳。

（1）热秘：便秘，尿黄，腹胀痛，口干口臭，小便短赤，舌红苔黄，脉数等。治疗以麻子仁丸（火麻仁、芍药、枳实、大黄、厚朴、杏仁）清热润肠，此方为丸，作用稍缓，适用由于缓下者。如需急下，可以改为汤药，其中大黄后下即可。

（2）寒秘：大便难下，腹痛拘急，手脚不温，小便清长，苔白腻，脉弦紧。治疗可用大黄附子汤（大黄、附子、细辛）或半硫丸［半夏、硫黄各等份，共研细末加入适量生姜汁及凉开水为丸（绿豆大），每用时取10克，温开水送服］。三物备急丸（大黄、干姜、巴豆各等份），可为丸或散内服，每次服如大豆大3～4丸，温开水送下，因为巴豆有毒，应严格掌握其用量。

（3）气秘：便秘，腹胀，嗳气，胸胁痞满，肠鸣矢气，舌苔薄腻，脉弦。治疗以六磨汤（沉香、槟榔、枳实、广木香、乌药、大黄）加减顺气行滞，降逆通便。

（4）气虚便秘：肺脾气虚之人，气虚不能推动肠道传导，大便虽不干结，但可排泄不畅或伴有汗出气短，便后乏力，面色不华，或肛坠不收，脉弱等。治疗可用补中益气汤（黄芪、人参、当归、陈皮、升麻、柴胡、白术、甘草）加减。

（5）血虚便秘：血虚之人，津枯不能滋润大肠，大便干结产生便秘，可伴见面色无华，头晕目眩，心悸失眠，口唇色淡，皮肤干燥，脉细弱。可用润肠丸（大黄、当归、羌活、桃仁、火麻仁）、五仁丸（桃仁、杏仁、柏子仁、郁李仁、松子仁、陈皮）以养血润燥通便。

（6）阴虚便秘：阴虚则肠道津液不足，无水行舟，故大便干结，伴有形体消瘦，口咽干燥，心烦失眠，潮热盗汗，腰膝酸软，或干咳少痰，舌红少津，脉细数。治疗一般可用增液汤（玄参、麦冬、生地黄）加减治疗。如为肺津不布，津液不能下注肠道，便秘而干结，伴有干咳明显者，可选清燥救肺汤（桑叶、石膏、人参、胡麻仁、阿胶、麦冬、杏仁、枇杷叶、甘草）出入治疗。

（7）阳虚便秘：素体阳虚，或病后、年老，阳气不足，阴寒凝结，肠道传送艰难，大便干或不干，排出困难，小便清长，四肢不温，腹中冷痛，腰膝酸冷，舌淡，脉沉迟。治疗可用济川煎（当归、牛膝、肉苁蓉、泽泻、升麻、枳壳）补肾温阳，润肠通便，其中肉苁蓉温肾益精，润肠通便，是为主药，其用量宜大。如兼气虚，可参照前面所述，增添用药。阳虚之人，往往兼有寒结，大黄、芒硝之类苦寒泄下之后即应停药，不可再用，如图一时之快，往往重伤其阳，于患者无益。

魏龙骧先生在治疗老年阳气衰弱而出现"大便难"，即大便并不干结，但行便困难者，有的多日一便，治疗这类患者不用通便之药，而重在健运脾气，认为"脾宜升则健，胃主降则和，太阴得阳则健，阳明得阴则和，以脾喜刚燥，胃喜柔润。仲景存阴治在胃，东垣升阳治在脾。便干结者，阴不足以润之。然从事滋润，而脾不运化，脾亦不能为胃行其津液，终属治标"。因此其治疗这类便秘，重用白术，运化脾阳，以图其本。其用量少则 30～60 克，多则 120～150 克，便干结者加生地黄滋之，如遇便难下而不干结，更或稀软，其苔多黑灰而质滑，脉亦多细弱，属于阴结脾弱，则当增加肉桂、附子、厚朴、干姜等温化之味，不必通便而便自爽。

九、谈谈中风的治疗

随着社会的进步，人们生活水平的提高，膳食结构的改变，人们的寿命越来越高，疾病谱也在悄悄地发生改变，其中突出的表现为心脑血管疾病在逐年增加，患脑出血、脑梗死等的风险增加，由于中风带来的后遗症，不仅给患者带来可能影响终身生活的不便，也给其家庭带来了严重的后果，这里面不仅是经济的负担，还有长期护理的负担。

目前，虽然说医学的不断进步，脑血肿清除术、脑梗死的溶栓治疗、脑血管介入治疗等开展得较为普遍，但仍然有很大部分患者因为各种原因死于中风，存活下来的患者，大部分仍然留有语言障碍或肢体功能障碍不能完全恢复。因而帮助这些患者提高治疗效果，是中、西医人员的共同责任。

中医对于"中风"的认识，是从其表象来确定的，即被风邪所中（伤），因中风之疾发病突然，可使人卒然昏扑，或半身不遂，或口眼歪斜等，加之病情变化迅速，严重者可以因闭、脱而丧失性命，其表现与风性之"善行而速变"的特点相似，故名之。

虽然均为"风"邪所伤，但本病应区别于感受自然界风邪，即《时病论》中所称伤风寒之轻者为"伤风"，表现以眩晕、流涕、咳嗽为主要症状。

"中风"一证，中医只从症状上给以肯定，如果以现代疾病来分类可以包括"脑卒中"（脑出血、脑梗死、蛛网膜下腔出血等）和面神经炎等。然而前者为中枢神经系统病变，后者为周围神经系统病变，前者可以有轻重之分，严重者可能有性命之忧，而后者大部分可以治愈，发病年龄段、有无基础疾病有很大的不同，两者病因、病机也有本质的区别，所以应分别讨论更合理。

面神经麻痹之"中风"，属于中医"中经络"的范畴，年龄可大、可小，也可以无基础疾病，感邪多为风邪使然，也可风邪加寒，或卧而当风，感受风邪，风邪挟痰，阻于头面经脉，脉络瘀阻，筋肉失养，故口眼歪斜。

脑卒中之"中风"（中医称为类中风），一般发生在高龄之人（蛛网膜下腔出血可发生于任何年龄），多伴有基础疾患，高血压、糖尿病、血管硬化、血管斑块、心脏黏液瘤、心脏栓子脱落等。其发病原因多责之于"虚"，复"挟瘀""挟痰"两个方面，但以前者为主。《医经溯洄集·中风辨》："中风者，非外来风邪，乃本气自病也。凡人年逾四旬，气衰之际，或因忧喜忿怒伤其气者，多有此疾。壮岁之时无有也，若肥盛则兼有之，亦是形盛气衰而如此。"《临证指南医案·中风》华岫云按："今叶氏发明内风，乃身中阳气之变动。肝为风脏，因精血衰耗，水不涵木，木少滋养，故肝阳偏亢，内风时起，治以滋阴息风，濡养营络，补阴潜阳……有身体缓纵不收，乃纯虚证也。故先生急用大剂参、附以回阳，恐纯刚难受，必佐以阴药，以挽回万一。若肢体拘挛，半身不遂，口眼㖞斜，舌强言謇，二便不爽，此本体先虚，风阳挟痰火壅塞，以致营卫脉络失和……宜通经遂之药，气充血盈，脉络通利，则病可痊愈。"其"瘀"则是指痰火、瘀血而为。

鉴于外周神经系统病变所导致的"中风"责之为外风，故中医治疗应以祛散外风为主，辅以活血通络之法。常用药物如防风、羌活、制南星、蝉蜕、僵蚕、威灵仙、白芷、蜈蚣、白附子、当归、全蝎、赤芍、川芎等，成方牵正散、大秦艽汤等亦可酌情选用。

案例一：

张某，女，42岁，2018年7月诊。

患者身体素健，无高血压等病史。就诊时诉早晨起床，感觉右侧面部不适，麻木，感觉减退，喝水时水从口角流出，口角歪向左边，右眼睑闭合不全，白睛外漏，肢体均未有不适。舌淡，苔薄白，脉浮。证为外感风邪，面络血脉受阻。治疗以疏风散寒，活络通脉。用牵正散加味。

处方：白附子 15 克，防风 30 克，当归 25 克，川芎 20 克，羌活 30 克，白芷 20 克，细辛 12 克，威灵仙 30 克，僵蚕 30 克，桂枝 15 克。先以水煎服三剂，后改上方为散剂，每日口服 2 次，每次 5 克左右。配合面部按摩，静脉输入丹参注射液（每日 1 次），半月左右后面部歪斜症状减轻，20 余天后口面歪斜消失，以后随访未见复发。

案例二：

陈某，女，80 岁。2021 年 11 月 15 日初诊。

患者左手拇指不明原因跳动 1 周左右，不能自控，初发时不太在意，观察 1 周后未见改善，遂来医院治疗。刻诊见左手拇指颤动明显，活动自如，无疼痛感，其余手指正常，有高血压史多年（长期服用降压药，目前血压正常），轻微头晕。CT 提示大脑小片状梗死灶。考虑为"风邪"为患。

处方：天麻 12 克，白芍 20 克，生地黄 20 克，钩藤 30 克，炒蒺藜 30 克，石决明 30 克，山萸肉 20 克，炒僵蚕 30 克，煅磁石 30 克，丹参 15 克，川牛膝 15 克，甘草 3 克。六剂。

11 月 22 日二诊：

自觉手指跳动稍减轻，舌淡，苔薄白。

处方：生地黄 30 克，钩藤 30 克，玄参 20 克，全蝎 5 克，煅石决明 30 克，丹参 18 克，菊花 30 克，炒蒺藜 30 克，白芍 30 克，煅赭石 30 克，川牛膝 18 克，龙骨 30 克。四剂。

12 月 6 日三诊：

手指颤动进一步减轻，细看可见。

处方：山萸肉 15 克，生地黄 30 克，钩藤 30 克，菊花 30 克，白芍 30 克，川牛膝 15 克，煅石决明 30 克，全蝎 5 克，天冬 18 克，丹参 15 克，川芎 15 克，甘草 6 克。四剂。

12 月 13 日四诊：

手指不自主跳动完全停止，舌淡，苔薄白。上方加炒蒺藜 30 克，四剂巩固疗效。

案例三：

冯某，男，77岁，2022年3月20日初诊。

患者右手不明原因颤抖1月左右，拿物时表现更明显，左手完全正常，无头晕，有糖尿病史多年，血压正常，舌、脉无特殊。

处方：生地黄30克，菊花30克，白芍20克，炒蒺藜30克，钩藤30克，酒山茱萸20克，玄参30克，煅龙骨30克，丹参15克，川牛膝20克，全蝎5克，煅磁石30克。四剂。

3月27日二诊：

手颤明显减轻，夜寐差，上方加炒酸枣仁30克。后随访，言手颤已痊愈。

因中枢神经系统病变引起的中风，大部都伴发有肢体功能障碍，比如一侧手足无力，部分或完全瘫痪，或口舌㖞斜，或失语或舌强等。这时很重要的一个观察就是看其是否伴有神志的改变，如昏扑、意识不清、不省人事等，如果有，要么是"闭证"要么是"脱证"，前者为实，后者为虚。前者患者牙关紧闭，口禁不开，两手握固，喉间痰声辘辘，其伴有热象者（躁动不安、面红气粗、舌红苔黄、脉弦滑有力，高热、便秘、四肢温暖，小便赤黄）为"阳闭"，为风阳痰火蒙蔽清窍之征。不伴热象者，其人多面色紫暗，四肢不温，舌质暗淡，苔白腻，脉沉滑，为风痰内闭心神之征。后者为患者病情极重之象，为元气衰微，阴阳离决之危证，表现为昏迷不知人，目合口开，鼻鼾息微，汗出肢凉，或二便失禁，脉微欲绝等。

闭证与脱证都有神志改变，治疗方向有很大的区别，但患者不能言语，发病之初往往不易分辨，这时面色、气息、脉象是辨识的重点。闭证治疗以开窍为主，阳闭清心、平肝、豁痰而开窍，即常说的"凉开"，开窍三宝（安宫牛黄丸、紫雪丹、至宝丹）可根据具体情况选用，常用处方：羚羊钩藤汤、牛黄清心丸、镇肝息风汤等，如果有阳明腑实之象，大便数日不下，腹满胀拒按等，应及时使用通下之法，有时腑气一通，瘀热一泄，可神志清。阴闭无热，其证主要为痰蔽心窍，治疗应豁痰开窍，加以平肝息风为治，开窍可选苏合香丸，常用处方：导痰汤、涤痰汤加天麻、钩藤、代赭石等。由于患者神志清或口噤难开，故一般都采用鼻饲的方法给药。

脱证可由闭证转化而来，也可以一发病即是，往往为患者的最后阶段，但治疗得当，也可以化险为夷，为以后的恢复期治疗打下基础。治疗应采用大剂益气回阳以救逆，四逆加人参汤为最常用处方（附子、干姜、甘草），其他如独参汤、参附汤、通脉四逆汤（药物与四逆汤同，只是重用干姜，对于阴盛格阳，真阳欲脱，手足厥逆，脉微欲脱者更适合）等都可以选用。其中的参最好选用野山参，用量要在 30 克以上，也可以辅以黄芪，或静脉滴注黄芪注射液、参附注射液等。曾经治疗一老年女性患者，大面积脑梗死，发病已两日，在外地医院住院治疗，告知病情危重，已无治愈可能，续由专车转回当地，希冀尽以人事。患者 86 岁，来院时昏迷不知人，呼之不应，面无血色，气息微弱，四肢不温，腹部柔软，左侧软瘫，身无汗出，脉沉微欲绝。考虑为真阳衰竭，阳气欲脱之证。治疗以参附汤加味，鼻饲给药。处方：红参 30 克，附子 20 克，黄芪 30 克，五味子 15 克，肉桂 12 克，干姜 20 克，炙甘草 9 克。一剂（配方颗粒剂）。第二日，患者面色稍红润，血压正常，脉较昨日有力。续用上方，三日后患者可睁目视人，亲人问询可点头示意，后经调治后病情稳定出院进行后续治疗。

中风无神志改变或"闭""脱"证经治疗好转后遗留偏瘫或肢体功能障碍者，中医称之为"中经络"。其原因责之为正气不足，经脉空虚，卫外不固，风邪乘虚入中经络，气血痹阻而成瘫痪。其本为虚，其标为风邪、瘀血、痰阻为害。清·程钟龄《医学心悟》对偏瘫的治疗认为"偏左佐以四物，偏右佐以四君，左右俱病以八珍并虎骨胶丸"。清·陈修园认为"风中血脉，偏左宜六君，盖左虽主血而非气以统之则不流；偏右宜四物，盖右虽主气而非血以丽之则易散。二方俱加姜汁、竹沥以行经络之痰，再加僵蚕、天麻、钩藤、羚羊角以息风……"两者均认为气血亏虚是造成中风的基础，其治疗要加强对气血的调补，当然，治疗还要根据具体的情况来考虑气血的盛衰用药遣方，不必拘泥其偏左、偏右。其药物如党参、黄芪、山药、当归、制何首乌、熟地黄等。《医林改错》之补阳还五汤（黄芪四两，当归尾两钱，赤芍一钱半，地龙一钱，川芎一钱，桃仁一钱），就是用大剂量的黄芪，补益已亏之气，气充则瘀血得行，络脉得通，纠正半身之不遂。

除了要考虑气血的亏损外还要考虑患者的阴阳情况，中风之人，一般年龄较长，肝肾阴亏，精血不足，阴虚而不制阳，虚阳盛于上，下虚而上实，患者还多伴有眩晕、失眠、多梦、耳鸣、失聪、眼花、记忆减退等现象，所以填补肝肾之精，是治疗中风的重要方法，其药物如枸杞、鹿角胶、龟胶、芍药、地黄、女贞子、墨旱莲、怀牛膝、续断、肉苁蓉等。曾治一男性老者，年过九旬，患脑出血20余天后，其余情况好转，遗留左半身不遂。就诊时头眩晕，左侧半身不遂（肌力1级），言语不甚清晰，饮食尚可，苔少，舌红少津，脉细弱。前医已迭进疏风、搜罗之品。此为肝肾阴虚之证，虚风上扰故眩晕，精、血不濡脉络致半身失用，舌红而少津，是肝肾阴亏之明证。处方：生地黄30克，白芍30克，山茱萸15克，醋龟甲30克，刺蒺藜20克，钩藤20克，牡丹皮12克，石决明30克，天冬30克，鸡血藤20克，续断30克，三七粉6克（冲服），甘草3克。每日水煎一剂，口服。后在此处方基础上，酌情加入红芪、川芎、蜈蚣、全蝎等，1月后患者肌力日渐好转，可搀扶步行，手臂可抬举，手指可握捏。该患者年事高而精虚血亏，脉络失于充养，治疗以补肝肾为治，少佐以通络祛风之品，后肢体功能逐见恢复，舌红消退，舌津复常。

中风患者除了药物治疗外，保护好患者的肢体功能也是重要的辅助手段，一般而言，中风后，脑细胞有损伤和坏死，西医通过手术、溶栓、氧疗、减轻脑水肿、维持合理的血压、营养脑细胞等，尽快恢复受损病变的供血供氧，保护好那些损伤但还没有死亡的细胞，是医生首先要考虑的，但同时维护好肢体、关节功能有利于肢体以后的恢复亦非常重要。中风后，多数患者伴有肢体瘫痪，患者因肌力减退，往往长时间没有活动（包括主动运动与被动运动）就会造成肌肉退化及相关关节周围韧带的挛缩、僵硬，待患者运动能力逐步恢复时，却因为关节、肌肉问题，为肢体功能的提高带来后续治疗困难。

近代台湾名中医马光亚先生对于中风半身不遂而神志无恙者立足于为"外风"论治，强调外风之说不应摒弃，其依据《金匮要略》："夫风之为病，当半身不遂，或但臂不遂，此为痹，脉微而数，中风使然。"他将此类证型称为"外中"，外中的风邪从外感之，病在经络之间，有半身不遂，四肢不用，口眼歪斜等症。同时依据临床所见又分为"寒中""热中"之不同，根据体质又有虚证、实证之异。

其将有神志症状者称之为`"内中"。认为病自内发，其实者为痰火内生，血压骤升，卒然昏厥，人事不省，痰涎壅盛，遗尿不禁等。

马先生在治疗中风的医案中，有较多用治疗外风之药的成功案例。多选用《古今录验》之续命汤、《千金方》之小续命汤加减。处方：麻黄、附子、防风、羌活、桂枝、川芎、党参等。有时也选用乌药顺气散加减，处方：乌药、防风、白芷、天麻、川芎、枳壳、橘红、麻黄、甘草。根据病情需要，还可以酌情加入全蝎、威灵仙、鸡血藤、荆芥、独活等。在古代医案中，应用治疗外风的方法治疗半身不遂、口眼歪斜、肢体麻木不仁的有效案例亦不少，值得借鉴与重视。

十、关于慢性肾炎的中医治疗

慢性肾炎是由多种病因引起的以慢性肾小球病变为主的肾小球疾病，但有许多患者病因不明，与链球菌感染并无明确关系，部分由急性肾炎转变而致，有较大部分慢性肾炎患者无急性肾炎病史。其临床表现以水肿和尿液异常（蛋白尿、红白细胞管型等）最为常见，也有表现为高血压为主者。由于慢性肾炎迁延不愈，后期部分肾功能受损，预后相对较差。

中医对于慢性肾炎的认识，还是基于以临床表现为主，如治疗水肿、纠正贫血、改善患者体质等。对于尿液异常的治疗，很多医务工作者也做了很多尝试，也有较好的临床疗效报道，但多半还是以个案为主，系统大样本的观察鲜见报告，临床疗效难以肯定，有效处方与药物难以固定。

1. 水肿

水肿是慢性肾炎最常见的表现之一，患者往往较长时间伴有颜面部和下肢水肿，面目浮虚，水肿呈凹陷性。中医治疗亦本着辨证论治的原则。

风水肿者。肺主气与治节，为水之上源，肺受邪则失宣肃与敷布水饮之职，不能通调水道，水泛肌肤而为水肿，治疗应本着疏风解表，宣肺利水的原则。慢性肾病患者出现这种情况，往往是慢性肾病急性发作，水肿短时间内加重，处方可用越婢加术汤、麻黄连翘赤小豆汤，前者偏重于风寒犯肺；后者偏重于风热者，或伴有湿疹风疹，小便短赤，舌质红者。其中麻黄为治疗风水肿的主药，麻黄宣肺发汗解表而利水，配伍石膏可以使发汗作用减弱；如有热证，皮肤疹子，小便短赤，可加入栀子、黄柏等清热解毒之品，如狼疮性肾炎、过敏性紫癜性肾病伴有水肿者往往有湿热毒邪，可参照本法治疗；水肿甚可加入冬瓜皮、车前子、茯苓皮、木通、泽泻、猪苓等。

脾虚水泛者。这类患者较多见到，脾主中焦，司运化水谷之职，脾虚，土不制水，水湿内停，泛溢肌肤，则水肿。表现为颜面、四肢水肿，倦怠乏力，食欲减退，面色不华，气短懒言，大便不实，小便清，舌淡苔薄白或滑腻，脉沉缓。治疗以健脾利水为主。参苓白术饮、实脾饮、防己黄芪汤等可酌情使用。脾虚甚，可用人参，重用黄芪，白术健脾而制水，薏苡仁除湿利水而健脾，亦应选用。脾虚往往气虚及阳，出现脾阳之不足之象，四肢不温，喜温恶寒，故可在处方中加入干姜、桂枝温中之品。

肾阳亏虚者。慢性肾病久治不愈，多损及脾肾之阳，肾主水，有蒸发水液，通利小便之职。肾阳不足，则水液无主而水泛，可面浮身肿，水肿反复难愈，并以下半身肿为甚，按之凹陷不起，患者畏寒喜温，大便溏薄，小便清长，小儿发育迟缓，面色不华，四肢厥冷，或腹水，舌淡苔薄白，脉沉迟等。治疗之法，应以温肾，化气行水为主。常用真武汤、肾气丸加减治疗。根据阳虚的程度，可以附子、肉桂、巴戟天、菟丝子、仙茅、杜仲、补骨脂配合利水之品茯苓、猪苓、泽泻等使用，肾阳亏虚每和气虚者共存，鲜有单一者，故一般需要温补肾阳之时配合益气健脾之品，如人参、黄芪、白术、红芪、山药等。

以上三种类型为水肿临床所常见者，但有不同之变化，如风水而兼阴虚者；风水兼见肺气失宣伴咳嗽喘促者；兼热入心经小便短赤（尿液红细胞增多为主）者；脾虚水泛而同时肾阳不足，小便有蛋白尿者；脾虚兼肝气郁结者；脾虚兼湿阻者；脾虚复感外邪而兼夹风水者；病久入络，水瘀互结者等变证，不可以一一穷尽，临证时应根据证候，细加鉴别，分清主次，把握病机治疗之。

有的慢性肾病，不是以水肿为主要表现者，辨证应根据具体情况而治疗。我曾在 2015 年治疗何姓患者，男，65 岁，患慢性肾衰竭多年，入院时肌酐大于 600 微摩 / 升，反复述上腹不适，每晚加重，他医用山莨菪碱、甲氧氯普胺可稍有好转，如此已多日。刻诊：面色不华，脘痞，上腹压痛，面稍水肿，舌滑，苔稍黄滑腻，脉沉。考虑为湿浊中阻，气机不畅。处方：法半夏 18 克，陈皮 20 克，豆蔻 20 克，竹茹 30 克，厚朴 20 克，苍术 30 克，吴茱萸 9 克，茯苓 30 克，桂枝 18 克，白术 30 克，枳壳 20 克，白芍 20 克，干姜 20 克，甘草 6 克。二剂后，胃脘部不再觉得难受，苔腻化，食欲增加，精神好转。

2. 关于蛋白尿的问题

慢性肾病，多数同时伴有蛋白尿的情况，特别是肾病综合征，尿中长时间有蛋白丢失，导致低白蛋白血症、水肿、高脂血症等。尿蛋白的持续，提示病情未得到有效地控制。那么中医怎么解决尿蛋白的问题呢？从文献来看，中医工作者曾在这方面做了很多尝试，比如从气虚治疗，采用益气固摄的办法，如人参、黄芪、白术、山药、莲子之类。有采用补肾固精的方法，加用肉苁蓉、菟丝子、仙茅、巴戟天、龙骨、牡蛎、桑螵蛸、覆盆者。有从活血化瘀的方向入手，使用当归、川芎、赤芍、益母草等消除络脉瘀阻的。还有以肝郁辨证兼以治疗脾肾亏虚者。但一般都是基于个案的报道，也都取得了一定的临床效果，尿蛋白减少或消失。

重庆名老中医龚去非先生则另辟蹊径，从风治疗，两例患者均获良效。一则肾炎，尿蛋白治疗前（+++）。辨证为肺气阴不足，肾之气血怫逆郁热。以益气养阴，理气活血为治。处方：黄芪、防风、玄参、麦冬、地黄、羌活、独活、黄柏、苍术、赤芍、大蓟，随症加入马勃、荆芥、泽兰、升麻、威灵仙等，坚持 1 年后，患者一般情况好转，尿蛋白也转为可疑阳性。另一例则为肾病综合征，病已逾 6 年，经使用激素治疗，尿蛋白（+++），面部水肿。考虑为肺气虚，卫外不固。处方：沙参、麦冬、玄参、地黄、荆芥、防风、僵蚕、蝉蜕、黄芩、茅根、赤芍、益母草，酌情加入苍耳子、栀子、知母、大蓟、芜蔚子等。半年左右患者尿蛋白转为阴性，并持续观察未见复发。龚老认为肺为水之上源，肺卫力弱，上虚不能摄下，阴精随溺而泄，故治肺即可治肾。运用疏风法从肺入手，为治疗肾病提供了新的思路。

湖南名中医刘炳凡先生用真武汤加减治疗慢性肾炎。一患者患肾炎伴肾功能不全，高度水肿，尿少，形寒肢冷，腰酸便溏，舌淡胖有齿印，尿蛋白（+++）。辨证为脾肾阳虚，治以崇土治水，温经回阳。处方：党参、白术、茯苓、白芍、附子、炮姜、黄芪、防己、薏苡仁、五加皮、陈皮、荜澄茄等。后水肿、腹水消退，尿蛋白（+），肾功能正常。后又治一 11 岁患儿，肾病综合征，已经水肿三年，曾反复使用激素治疗，双下肢仍高度水肿，尿蛋白（+++），改寻中医治疗，患者尿黄短少，舌淡红，苔黄腻，辨证为脾气虚弱，湿热内阻。治以健脾利湿，养阴清热。处方：太子参 12 克，白术 10 克，土茯苓 12 克，半夏 5 克，陈皮 5 克，薏苡仁 18 克，蚕沙 12 克，山药 15 克，女贞子 15 克，旱莲草 12 克，赤小豆 12 克，鸡内金 4 克。二十余剂后，尿量增多，面浮减轻，停用激素，化验尿蛋白（-），管型、红细胞、白细胞均未查见。后加入黄芪 20 克，玉米须 60 克。十四剂后，水肿消退，蛋白尿未见复发。

从以上举例可以看出，中医在治疗慢性肾病及蛋白尿这一临床难题的时候，并不是采用一方一法来解决的，仍然按照辨证论治的法则，从整体的观念考虑问题，针对患者的具体情况，对症下药并坚持治疗，最后都获得了较好的临床疗效。

十一、浅谈新型冠状病毒感染的中医治疗

新型冠状病毒（简称新冠病毒）在全球范围的流行造成了各国人民的诸多困惑，带来了死亡和其他方方面面的问题。

我国政府自新冠病毒感染发生之日起就给予了高度的重视，为了保证人民的生命安全，可以说是动员了国家力量来抵抗它，极大地挽救了生

命。现就对本病在中医的理解，谈谈我个人的看法。

1. 病性问题

（1）内江地区是 2022 年 12 月上旬起，该病开始大规模流行，正值寒冬季节，冬季为"寒气"当令。所以引起本病之邪当为"寒邪"为患，不会是其他五淫。但它触人皆犯，故不是普通"寒邪"所为，和"疫毒""戾气""厉气"有近似之处。

（2）从发病来看，患该病之人，初期皆见恶寒、发热、头痛、身痛、无汗出。少数患者但寒无热，颈项身体强急。多数患者形容体寒如近冰，虽重衣被，或置于电热毯之上，其寒不解。头痛如裂，身痛如被杖或刺痛或跳痛，或痛无定处。这些表现，皆符合"寒邪凝滞""寒引疼痛"的特征。

（3）年事高的人或体寒多虚的人病情更为严重，这类人阳气不足，易被寒邪所中。反观一些孩童，虽然也感染了，由于其"纯阳"之体，所以寒邪消失快，甚少深入肺部。

综上所述，故将新冠病毒定义为"寒毒"似较为合适（至少在本地区和本轮感染中是如此）。

2. 病位问题

新冠病毒入中，伤及部位较多，初期在太阳经，造成头痛，全身疼痛。典型患者身体强痛沿膀胱经走向至项背强急或腰部疼痛。与《伤寒论》所描述"太阳之为病，脉浮，头项强痛而恶寒"有非常吻合之处。一段时间后，寒邪可传入少阳经，出现相应的临床症状。然后是肺，患者几乎都有咳嗽，咽喉疼痛或不适。稍后则累及太阴脾及肠胃，患者会出现食欲减退，腹泻（一般不重），口腻不知味或味觉减退或暂时消失。再后可传入少阴，肾气受损还可出现头晕、耳鸣。心气阳虚可见到心悸、气喘。肺、脾气虚可以见到患者极度乏力、困顿、四肢酸软等。我们所见伤及阳明经、腑者少。

3. 病机问题

因为是寒毒为患，所以诸多临床现象都是由寒邪的基本致病特征所造成的。

体会了新冠病毒感染的这轮发病过程，使我联想到了《伤寒论》的种种论述，许多的临床表现与新冠病毒感染契合，我都怀疑当年是不是张仲景也经历过类似的疾病流行？《伤寒论》是不是在此基础上的总结？其书所列证候、传经、劳复、食复等问题和新冠病毒感染是否相为关联？

《伤寒论》："余宗族素多，向余二百。建安纪年以来，犹未十稔，其死亡者，三分有二，伤寒十居其七。"从其论述中可以知道，其所经历的宗室死亡绝非正常的现象，而为传染性疾病的可能性比较大，才会在短期内伤亡颇多。这次新冠病毒感染在我们这个地方流行，最初的临床症状就是恶寒、发热、头痛、身痛、无汗，部分人表现为颈部强痛、腰痛为主要表现。与《伤寒论》1 条"太阳之为病，脉浮，头项强痛而恶寒"，3 条"太阳病，或已发热，或未发热，必恶寒，体痛，呕逆，脉阴阳俱紧者，名曰伤寒"的描述非常相似。从病程来看，《伤寒论》7 条曰："病有发热恶寒者，发于阳也；无热恶寒者，发于阴也。发于阳者七日愈，发于阴者，六日愈。以阳数七、阴数六故也。"与新冠病毒感染大部分有症状者的临床自愈 7～10 天的病程基本相近。这时候的病理及机制主要为寒邪困阻于太阳经脉，卫气为之抗争，太阳经气不利，所以寒、热，头身疼痛剧烈。邪无出路，故有的表现为刺痛、串通、跳痛等。发热可表现为高热、中等度发热，或低热，甚至无热，但均有恶寒之表现。此阶段治疗以疏风散寒解表为主要大法。

病程经过数天，患者表现为恶寒减轻，出现咽干、口苦、食欲减退，为寒邪内传少阳的表现。邪入少阳，胆经郁热所以有口苦、咽干，因为少阳涉及三焦，容易导致水、湿、饮的内停，所以会出现食欲障碍。正如《伤寒论》96 条曰："伤寒五六日，中风，往来寒热，胸胁苦满，嘿嘿不欲饮食，心烦喜呕，或胸中烦而不呕，或渴，或腹中痛，或胁下痞硬，或心下悸，小便不利，或不渴，身有微热，或咳者，小柴胡汤主之。"

之后，患者相当一部分出现泄泻，日 3～5 次不等，一般无腹部疼痛，食欲减退，乏力明显，舌淡，苔薄白或微腻。符合邪传太阴的表现，"太阴之为病，腹满而吐，食不下，自利益甚，时腹自痛"，为寒邪伤及足太阴脾经，脾阳虚寒，而脾主四肢、肌肉，故肢体乏力，脾不运湿，故而泄下。

手太阴经属肺，寒邪郁肺，肺气之宣达、肃降功能必然失职，而带来的恶果主要有二：一方面，肺气失宣，表现为患者咽喉不利，咳嗽不止；另一方面是水饮代谢的失常。《素问·经脉别论》："饮入于胃，游溢精气，上输于脾。脾气散精，上归于肺，通调水道，下输膀胱。水精四布，五经并行，合于四时五脏阴阳，揆度以为常也。" 当寒邪闭塞肺脏，导致肺失去通调水液的职能，水液停滞于肺变化为饮邪、湿邪、痰浊，必然会导致肺气失宣，肺气上逆为咳为喘，胸阳之气不展，肺气郁闭则胸闷。痰、饮、湿为阴邪，故临床见患者痰色白而难咯，此时之无痰，不能理解为燥证，而是痰饮黏滞，而不能咯出的原因。新冠病毒感染导致肺部炎症，是患者病情严重甚至死亡的重要原因，所以找到解决肺部炎症办法是医者的工作重点。现代医学也证实，新冠病毒感染患者肺泡内有大量的炎性分泌物和透明膜存在，小气管里上皮细胞坏死并有痰栓形成，同时肺小血管内有血栓，诸多因素综合，妨碍了气体的交换，导致低氧血症，血氧饱和度下降。这些痰、水的改变与中医饮邪的论述不谋而合。

4.治疗问题

根据上面的探讨，其治疗思路就较为清晰了。

发病初期：表现为恶寒甚，发热，头痛，身痛，颈强，无汗，咽喉不适，轻微咳嗽，舌淡，苔薄白，脉浮。治疗以解表散寒为主，佐以宣肺。一般以麻黄汤为主发汗解表。发热甚，传经快，有少阳阳明之象者，可以选《伤寒六书》之柴葛解肌汤。我在这阶段时习惯合方为治，效果尚较显著，可供医者参考：麻黄、桂枝、葛根、桔梗、川芎、柴胡、羌活、白芷、苦杏仁、生姜、甘草。偶尔也根据病情在上方基础上加减。其中麻黄汤疏风散寒解表发汗是为方之骨干；羌活、白芷、川芎为辅可快速缓解患者头身疼痛；川芎还有活血化瘀之功，提前介入可改善微循环，防止或减轻肺小血管血栓；葛根解肌，对治疗颈项、腰背疼痛，扩张血管有效；桔梗宽胸利咽；杏仁对症止咳。因本病传经较快，临床可见很快出现少阳证，故方中柴胡有和解少阳，退热之功。一般本阶段持续时间短，故药用一两剂，发热、恶寒、头身疼痛即可缓解。如果表现为太少同病，患者可有口苦、咽喉干、不欲饮食等，可与小柴胡汤合方加减治疗。

肺气失宣阶段：继上阶段之后，患者会出现轻重不一的咳嗽，有的持续时间很长，1月后仍然可见到，其中包括新冠病毒感染重型。中药的早期介入，相信对防止出现包括普通型或重型是有很大的帮助的。这阶段中医的治疗重点是温肺化饮，宣肺祛痰。临床除咳嗽外，还有痰量少，色白，不易咯出，胸闷等症状，可有或无气喘，此阶段没有大量的痰液排出，饮停肺泡之中。我们用温化之药治疗，效果明显。处方：麻黄、桂枝、法半夏、细辛、茯苓、桔梗、干姜、厚朴、陈皮、杏仁、白术、大枣、甘草。本方组成本着"风可胜湿""温可化饮"的原则，其中包含了：麻黄汤、桂枝加厚朴杏子汤、桔梗甘草汤、苓桂术甘汤、二陈汤、苓甘五味姜辛汤（去五味）、小青龙汤等于一炉，可散肺寒，化水饮，祛痰涎，宣肺气，止咳嗽。若病程较长，可加入五味子，气短可加入党参，痰有黄色，可佐以黄芩、芦根，或石膏，咳甚加紫菀。由于本次感染人数众多，本证型之病例亦不少，我们均采用此方法治疗，患者普遍反映效果良好，其中寒凉药物使用者较少，凉药不利于温化寒饮。我们刚接触新冠病毒感染患者不久，也还在摸索之中，在病房中曾治疗一新冠病毒感染患者，肺部感染较重，当时因见其舌苔黄腻而用了清肺热之品，患者用药后即出现呕吐，应该是犯了"寒寒"之戒。所以，后来我们极少使用寒凉药品治疗新冠病毒感染，这种情况就再也没有发生了。当然如果继发细菌感染者，在基本方里加入清肺药物是恰当的。

后期治疗：新冠病毒感染经上述阶段后，病原已经阴转，发热、咳嗽等症状已经消失，部分患者尚可遗留一些症状不消失或增加一些新的临床表现，比如乏力、失眠、心悸、自汗、气短、腰痛、耳鸣、食不知味等。其中乏力、气短在活动后尤甚，不耐运动或伴有自汗，并发盗汗者比较常见，多见于年龄偏大者。此证候多为寒邪之后，气（阳）损伤所致，特别是肺、脾、肾的亏损突出，西医主张多休息，加强营养，以待恢复。我们临床一般选用补益肺脾，强肾纳气的方法治疗，促使正气复原。我们常选用补中益气汤加味。处方：黄芪、党参、白术、山茱萸、陈皮、山药、熟地黄、五味子、补骨脂、蛤蚧、白芍药、附子、炙甘草。若自汗可加入浮小麦、煅牡蛎；阳虚甚可加入菟丝子、干姜、桂枝；失眠加制远志等；随证治之。

另外还有一类后遗症为湿邪的患者，其表现仍然为乏力，食欲不佳，轻度腹泻，舌苔白腻。此为邪伤中阳，脾失健运之职，水湿内停之象。治疗以化湿为先，健脾继之。我遇一患者为新冠病毒感染普通型，女性，有糖尿病史，肺部感染控制后，咳嗽缓解，但乏力明显，自以为身体虚弱，在当地购服补益之药、炖鸡汤等方法治疗，数天无寸效，续来我处就诊，查其舌，苔白腻，中夹少许黄色。知其为湿邪所中，处方：广藿香30克，陈皮15克，白豆蔻18克，茯苓20克，麦芽18克，焦山楂20克，杏仁12克，小通草12克，炒苍术18克，厚朴12克，法半夏12克，黄连6克。二剂病瘥。

再有就是新冠病毒感染后期，寒饮蕴久而热化，患者表现为咳嗽痰少，但痰黏滞，难以咯出，或痰少色黄，咽喉干燥，口苦，苔薄黄，与燥证类似，治疗应以清肺化痰为治，方可选清燥救肺汤、泻白散、沙参麦冬汤等加减。常用药物：黄芩、知母、枇杷叶、苦杏仁、桑白皮、川贝母、北沙参、地骨皮、蜜紫菀等。

新冠病毒感染后遗症的表现是多方面的，我以前也没有这方面的经验，治疗还是按照传统中医的理论为指导，辨证论治，参考古医典的一些方法摸索使用，由于所接触到的病例不全面，有的还没有看到，所以不能一一列举，就我所知情况和治疗方法，供大家参考。

进入2023年5月前后，新冠病毒感染再次出现高发，我在门诊陆续诊断治疗了不少，相较去年12月份的发病情况有较大的不一样。临床所见，大致有两种：一为首"阳"的，去年没有明显症状，这类人体内没有相应抗体，所以自觉症状较为严重，表现以发热、身体疼痛、咽喉疼痛、咳嗽为主，发热为中到高热不等，一般在3天内消失，对症处理后，临床症状改善也比较快，影响到肺的不多。二为再次感染者，由于病毒的变异，毒力在降低，同时体内尚有前次的抗体存在，再次感染后机体更容易唤起免疫机制等因素，所以病毒转阴快，对机体，特别是重要器官影响较小，鲜有造成肺部严重感染者，我所经历的也只见到一例老年患者，82岁，女性，本身有基础疾病，后来发展为肺炎，与2022年底比较，临床症状普遍要轻一些。这次发病在五月立夏之季，气候已经开始炎热，所感病邪已非寒邪，应为温邪或温邪夹湿伤人，其表现大多为咽喉疼痛或咽喉不适感，头晕，咳嗽，一般不恶寒，发热者不多，汗出，鼻涕，舌红，苔薄白或薄黄或兼腻，脉浮数。中医治疗一般按照温病的思路辨证用药即可，银翘散、桑菊饮、三仁汤、藿朴夏苓汤等，也有用柴葛解肌汤者，酌情选用化裁。这次的感染者愈后有后遗症者也少见，有近 3 周后还述眩晕者，疏风化湿后痊愈。